DE LA

# MÉNINGITE

## CÉRÉBRO-RACHIDIENNE

ET DE

## L'ENCÉPHALO-MÉNINGITE ÉPIDEMIQUES,

**PAR N. J. F. ROLLET,**

EX-MÉDECIN EN CHEF DE L'HÔPITAL MILITAIRE DE NANCY; MÉDECIN EN CHEF DE L'HÔPITAL MILITAIRE DE LA RUE DE CHARONNE, A PARIS; MEMBRE DE LA SOCIÉTÉ ROYALE DES SCIENCES, LETTRES ET ARTS DE NANCY, DE LA SOCIÉTÉ CENTRALE D'AGRICULTURE DE LA MÊME VILLE; CORRESPONDANT DE LA SOCIÉTÉ ROYALE D'AGRICULTURE ET DES ARTS DE SEINE-ET-OISE, ET DE LA SOCIÉTÉ DES SCIENCES NATURELLES DU MÊME DÉPARTEMENT.



PARIS,

CHEZ J. B. BAILLIÈRE,

LIBRAIRE DE L'ACADÉMIE ROYALE DE MÉDECINE,

17, Rue de l'École-de-Médecine.

1844.

# PRÉFACE.

Pendant que j'observais la Méningite cérébro-rachidienne à Nancy, cette maladie sévissait dans une foule d'autres localités; de nombreux praticiens recueillaient des observations; quelques-uns en ont fait l'objet de travaux qu'ils ont publiés. Parmi ces publications, nous citerons en particulier le Mémoire de M. *Chauffard* d'Avignon, imprimé dans la *Revue médicale* (mai 1842); celui de M. *Forget,* professeur à la faculté de médecine de Strasbourg, publié d'abord dans la *Gazette médicale,* puis dans une brochure à part, et reproduit par le journal l'*Expérience;* celui de M. le professeur *Gabriel Tourdes,* de la même faculté, imprimé à Strasbourg; un Mémoire de M. le docteur Schilizzi, médecin à Aigues-Mortes, publié à Montpellier. Enfin, tout récemment, M. *Casimir Broussais*, professeur au Val-de-

Grâce, qui avait été chargé, par le Conseil de santé des armées, de fondre en un seul travail les mémoires de plus de trente médecins ou chirurgiens militaires, vient de publier dans le 54e volume du *Recueil des Mémoires de Médecine, de Chirurgie et de Pharmacie militaires*, une histoire des Méningites cérébro-spinales qui ont régné épidémiquement dans différentes garnisons de France, depuis 1837 jusqu'en 1842, histoire dans laquelle se trouvent aussi analysés les mémoires que je viens de citer.

Le travail que j'avais, comme mes collègues, adressé au conseil de santé, et dont M. Broussais n'a pu donner qu'une analyse, avait été lu, par moi, à l'Académie de Nancy, qui en a voté l'impression et l'a en effet publié dans le volume de ses Mémoires en 1842.

Ce même travail a aussi été imprimé dans le tome X des Mémoires de l'Académie royale de médecine, après un rapport remarquable de M. le docteur Ferrus (1).

(1) Voyez le Bulletin de l'Académie royale de médecine, tome VIII, page 42 et suivantes.

DE LA

# MÉNINGITE CÉRÉBRO-RACHIDIENNE

ET DE L'ENCÉPHALO-MÉNINGITE ÉPIDÉMIQUES.

NANCY, IMPRIMERIE DE RAYBOIS ET Cie, RUE SAINT-DIZIER, 125.

Qu'il me soit permis, à cette occasion, d'adresser à M. le docteur Ferrus mes bien sincères remerciements, pour l'attention scrupuleuse avec laquelle il s'est livré à l'examen de mon mémoire et pour la chaleureuse éloquence avec laquelle il a repoussé quelques attaques aussi injustes que passionnées, dont l'Académie m'a vengé par un vote qui m'honore trop, pour que je ne m'empresse pas de réitérer ici, à cette savante compagnie, les témoignages de toute ma gratitude.

Malgré la publication de mon mémoire dans les différents recueils dont je viens de parler, aucun exemplaire n'avait été jusqu'ici tiré à part, et il m'avait été impossible de faire connaître l'ensemble de mes idées sur la Méningite cérébro-rachidienne, à ceux de mes amis qui m'en avaient manifesté le désir. En faisant imprimer ce travail aujourd'hui, je suis mu surtout par le désir de l'offrir aux personnes qui me portent quelque intérêt.

Pour rendre ce travail plus complet, j'y ai ajouté un appendice, dans lequel j'ai cherché à résumer ceux des faits qui, publiés jusqu'à ce jour sur le même sujet, me semblent différer des observations que j'ai recueillies moi-même; j'espère ainsi donner une idée assez exacte, quoique brièvement rendue, de l'état actuel de la science sur la Méningite cérébro-rachidienne épidémique.

Je n'ai pas pu dans cet appendice faire ressortir, comme je l'aurais voulu, tous les travaux de mes collègues, cela m'aurait entraîné trop loin; je me suis le plus souvent borné à citer leurs noms. C'est dans l'ouvrage rédigé par M. Broussais, qu'il faut aller chercher une analyse plus complète de ces importants travaux.

DE LA

# MÉNINGITE CÉRÉBRO-RACHIDIENNE

## ET DE L'ENCÉPHALO-MÉNINGITE

## ÉPIDÉMIQUES.

### CONSIDÉRATIONS PRÉLIMINAIRES.

Une maladie, aussi rapide dans sa marche que meurtrière dans ses résultats, a surgi depuis quelques années et a principalement exercé ses ravages sur les garnisons de Versailles, Lyon, Bayonne, Givet, Metz, Strasbourg, Nancy et sur d'autres garnisons encore.

Les populations civiles ne sont point restées étrangères à cette maladie : l'épidémie décrite par les docteurs Lamothe et Lespès dans la Gazette médicale (n° du 14 juillet 1838), et qui a sévi pendant un an dans les environs de Dax, offre trop d'analogie avec les affections dont je m'occupe ici, pour ne pas en supposer la complète identité. On sait d'ailleurs qu'à Strasbourg ces maladies ont fait de nombreuses victimes en 1840 - 41 dans la population civile comme dans la garnison. A Nancy, un petit nombre de ces affections a été observé en ville ; un seul cas l'a été par moi, mais dans des circonstances telles, et avec le concours de collègues si éclairés, que l'observation soigneusement recueillie suffira pour éclaircir quelques points, jusqu'ici obscurs, de l'histoire de l'Encéphalo-méningite épidémique.

Les maladies que je désigne sous les noms de Méningite cérébro-rachidienne, et d'Encéphalo-méningite épidémiques, ne sont bien certainement pas nouvelles ; elles ont été décrites par les anciens sous les noms de phrénésie, de fièvre-cérébrale, de fièvre pernicieuse, etc., et par les modernes sous ceux de Méningite, (sous ce nom, il ne faut comprendre que la Méningite cérébrale, car l'histoire de la Méningite rachidienne n'existe qu'à l'état d'ébauche), d'Encéphalite, de Cérébrite, de Myélites, etc.; mais les descriptions de ces maladies n'offrent qu'une image incomplète de l'affection encéphalo-rachidienne générale qui, jusqu'à ces derniers temps, n'avait pas été décrite dans son ensemble. Cela tient probablement à ce que l'étrangeté de ses symptômes, le similitude de quelques-uns d'entre eux avec ceux de quelques affections partielles de l'Encéphale, la difficulté de pratiquer les autopsies dans les maisons particulières, et surtout d'explorer le canal rachidien, n'ayant pas permis aux observateurs d'apprécier tous les caractères des affections qui nous occupent, celles-ci auront été méconnues.

C'est à M. Faure-Villars, médecin en chef de l'hôpital militaire de Versailles, qu'est due la première histoire, à peu-près complète, de la Méningite cérébro-spinale, (1) et sa priorité à cet égard a été constatée en ces termes dans un rapport fait à l'Académie Royale de Médecine par M. le docteur Bailly, l'un de ses membres : « Nous » pensons, dit le savant rapporteur en parlant de l'his- » toire de l'épidémie de Méningite cérébro-spinale ob- » servée à Versailles en 1839, qu'étant unique dans les » annales de la science, elle est destinée à remplir une » lacune dans l'histoire de la Méningite. » (2)

Quoique M. Faure-Villars n'ait point établi de distinction entre la Méningite cérébro-rachidienne et l'Encéphalo-méningite, affections qui se lient, il est vrai, de la manière la plus intime; mais que, par des motifs ci-après exposés, j'ai cru devoir séparer, il n'en a pas moins parlé de ces deux maladies, seulement il les a confondues.

Depuis M. Faure, M. Gasté, médecin en chef, premier professeur à l'hôpital militaire d'instruction de Metz, a publié, il y a quelques mois seulement, dans une brochure ayant pour titre : Mélanges de médecine, un résumé clinique sur les Méningites cérébro-rachidiennes observées à Metz en 1840. Quand ce dernier travail m'est parvenu, j'avais déjà recueilli les observations que je rapporterai plus bas; mais l'ouvrage de M. Faure, que je possédais depuis plusieurs mois, m'a été fort utile, lors-

(1) Mémoires de médecine, de chirurgie et de pharmacie militaires. Tom. 48. (1840).

(2) Bulletin de l'Académie royale de médecine. Tom. 6, page 596.

que les maladies dont il traite se sont développées à Nancy, et si j'ai été assez heureux pour ajouter quelque chose à l'histoire de la Méningite cérébro-rachidienne et de l'Encéphalo-méningite, je n'en déclare pas moins sans hésitation que le travail de M. Faure m'a puissamment aidé.

Avant de rapporter les observations que j'ai recueillies et d'en tirer les conséquences pratiques dont je veux les faire suivre, qu'il me soit permis d'entrer dans quelques considérations succinctes sur les motifs qui m'ont déterminé à adopter la nomenclature que je propose.

Le nom de Méningite cérébro-spinale imposé par M. Faure à la maladie épidémique qu'il a observée à Versailles, ou celui de Méningite cérébro-rachidienne que d'autres médecins ont donné à la même affection, présente un sens complexe et indéterminé ; en effet, les enveloppes du cerveau et de la moelle sont distinctes, quoique confondues sous le nom générique de méninges, et la Méningite qui nous occupe n'est pas une inflammation de toutes les membranes qui enveloppent l'encéphale, mais seulement l'inflammation de quelques-unes d'entre elles. D'un autre côté, quoiqu'il ne soit pas toujours facile de distinguer la Méningite de l'Encéphalite, il est des cas où celle-ci présente les caractères les plus évidents.

Dans mon opinion, ce n'est pas la Méningite qui constitue l'extrême gravité de l'affection dont il s'agit, et lorsque les méninges sont seules affectées, cette maladie, convenablement traitée, n'est presque jamais mortelle ; c'est ce qui arrive dans les cas que M. Faure a désignés sous le nom de légers. Dans les cas graves, au contraire, c'est-à-dire dans ceux ou la marche de la maladie est rapide et la mort presque instantanée, et où l'on observe surtout l'abolition des sens et des lésions graves du mouvement et du sentiment, ce ne sont plus seulement les méninges cérébro-rachidiennes qui sont affectées; le siége de la maladie s'étend encore au cerveau, au cervelet et à la moelle, et les désordres constants que vont nous montrer les autopsies ne laisseront aucun doute à cet égard.

Que la maladie débute par les méninges, c'est ce qu'on est en droit d'affirmer le plus souvent; mais qu'elle se borne à ces enveloppes, à la pie-mère surtout, celle de toutes les membranes qu'on trouve le plus constamment altérée, et qu'elle s'y fixe longtemps sans se communiquer à l'encéphale, c'est ce que nieront tous les observateurs.

Tous les médecins connaissent les nombreux rapports vasculaires qui existent entre la pie-mère et l'encéphale, d'une part, et entre la même membrane et le feuillet viscéral de l'arachnoïde ; ils comprendront par conséquent que, là où il y a communauté de vie, comme le dit M. Foville, on doit pressentir une communauté de souffrances, ils comprendront aussi combien doit être facile et rapide la propagation d'une inflammation, soit de l'encéphale à la pie-mère, ce qui est rare, soit de la pie-mère à l'encéphale ce qui est plus commun, soit de la pie-mère à l'arachnoïde; or, en supposant même, ce qui n'est probablement pas toujours vrai, que la Méningite soit primitive; comme la participation de l'encéphale, c'est-à-dire du cerveau, du cervelet et de la moelle, à l'affection des méninges est constante dans les cas les plus graves, et comme il est probable que la maladie débute quelquefois par l'encéphale et se propage aux méninges, ou tout au moins envahit simultanément les méninges et l'encéphale, j'en conclus qu'on doit établir une distinction entre la Méningite cérébro-rachidienne et l'Encéphalo-méningite.

En vain m'objectera-t-on que ces deux affections ont la même origine, la même nature inflammatoire et qu'elles ne sont que deux degrés différents de la même maladie; je maintiens la nomenclature que j'ai adoptée. Non-seulement elle fixe la limite des lésions des méninges et celle des lésions de l'encéphale d'une manière plus rationnelle que la division qui a été établie par M. Faure, en cas légers, et en cas graves; mais aussi elle rend le diagnostic plus facile et, dans la pratique, elle permet de préciser d'une manière beaucoup plus satisfaisante les indications à remplir dans l'un et l'autre cas; c'est ce que nous ferons ressortir en parlant du traitement.

D'un autre côté, il était essentiel de démontrer que l'Encéphalite est le plus souvent consécutive à la Méningite, et qu'en se hâtant de traiter celle-ci d'une manière convenable, on peut prévenir l'envahissement de l'encéphale, et, par conséquent, enlever à la maladie qui nous occupe les caractères qui constituent son plus haut degré de gravité.

Ce sont les considérations ci-dessus exprimées qui m'ont engagé à distinguer la Méningite cérébro-rachidienne de l'Encéphalo-méningite, et pour rendre aussi claire que possible la question que je traite, j'ai divisé les observations que je rapporte en deux catégories.

Dans la première, j'ai placé tous les cas qui se sont présentés *avec ou sans altération des facultés intellectuelles, mais sans lésions de la sensibilité ni du mouvement*. Ce sont, pour moi, les Méningites cérébro-rachidiennes proprement dites.

Dans la seconde, se trouvent les observations où l'on a constaté à la fois *l'altération des facultés intellectuelles, des lésions du mouvement et du sentiment et l'abolition plus ou moins complète des sens*. Ce sont les Encéphalo-méningites.

Dans la première catégorie, ne se trouvent pas seulement les cas légers de M. FAURE ; il en est quelques-uns de ceux qu'il admet au nombre des cas graves.

Je dois dire aussi quelques mots sur les motifs qui m'ont engagé à donner de la publicité à mes idées sur les maladies dont il est ici question. Malgré tout le soin avec lequel a été rédigé le travail de M. FAURE, il laisse à désirer sous plusieurs rapports ; et d'abord, l'étiologie n'y est traîtée que d'une manière générale ; les causes individuelles n'y sont point indiquées ; c'est une lacune que je me suis attaché à combler ; on verra que cette tâche n'était pas sans difficultés, et qu'on peut rencontrer quelques différences dans les conséquences à tirer de l'exacte appréciation des causes, tant pour le diagnostic que pour le traitement.

En second lieu, le diagnostic est extrêmement difficile, et cela tient surtout, comme on le verra dans le cours de ce travail, à ce que les phénomènes présentés par l'Encéphalo-méningite sont différents selon qu'on les observe à une époque plus ou moins éloignée de l'invasion de la maladie, et, dans la même journée, selon l'heure à laquelle on s'approche des malades. L'extrême mobilité de ces phénomènes, et la marche rapide de la maladie, m'ont engagé à noter, non pas jour par jour, mais souvent heure par heure, et sans aucune préoccupation théorique , tout ce que j'ai observé chez les malades confiés à mes soins. J'ai consacré à ces observations tout le temps dont j'ai pu disposer, et quand j'en ai été empêché, j'ai été secondé avec un zèle et un dévouement auxquels je me plais à rendre hommage, par Messieurs les chirurgiens sous-aides attachés à l'hôpital militaire ; c'est ce qui me fait espérer que , par rapport à l'exactitude avec laquelle mes observations ont été recueillies, elles exciteront quelque intérêt.

Un troisième motif, et c'est le plus puissant, m'a déterminé à publier mes observations : d'après M. Faure et d'après M. Gasté, l'Encéphalo-méningite, arrivée à un certain degré de gravité, est nécessairement mortelle ; elle l'a été en effet dans mon service pour les trois premiers malades que j'ai traités; mais l'impuissance des moyens employés avant moi une fois constatée, et la nature de la maladie bien connue, je n'ai pu rester spectateur impassible en présence d'une mort inévitable; j'ai essayé d'une thérapeutique à la fois plus énergique et plus active, et ce sont les succès que j'en ai obtenus qui m'ont engagé à la faire connaître.

Pour ne rien affirmer qui ne soit l'expression de la plus exacte vérité, je ne rapporterai pas toutes mes observations, attendu qu'il en est plusieurs qui sont incomplètes; les unes, parce que, au début de l'épidémie, on n'a pas noté assez exactement les phénomènes observés; les autres, à cause de l'impossibilité où j'ai été de me procurer des renseignements exacts sur les antécédents des malades, soit parce que l'intelligence de ceux-ci était altérée soit parce que leurs camarades n'étaient pas en état de me rendre compte des circonstances qui avaient précédé, accompagné ou suivi le développement des maladies ; c'est ce qui m'a engagé à distinguer soigneusement, dans mes observations, ce qui ne m'est parvenu que par des renseignements, d'avec ce que j'ai observé personnellement.

Du reste, cette suppression d'observations incomplètes me permettra, sans augmenter l'étendue de ce travail, de ne négliger aucun des détails essentiels des maladies dont je m'occupe.

# OBSERVATIONS.

## PREMIÈRE CATÉGORIE.

AFFECTIONS QUI SE SONT PRÉSENTÉES AVEC OU SANS ALTÉRATION DES FACULTÉS INTELLECTUELLES ; MAIS SANS LÉSIONS DU MOUVEMENT NI DU SENTIMENT. (MÉNINGITES CÉRÉBRO-RACHIDIENNES PROPREMENT DITES.)

### I^re OBSERVATION.

Duch...; du 7^e léger ; vingt-cinq ans ; tempérament sanguin ; entré à l'hôpital le 5 mai 1841.

*Causes et circonstances commémoratives*. Après un refroidissement qui suivit les fatigues de l'exercice, ce malade fut atteint, le 1^er mai, d'une céphalalgie qui s'accrut progressivement au point de devenir intolérable ; des frissons survinrent, puis des vomissements et une faiblesse telle que le malade fut obligé de se mettre au lit. Il y eut ensuite des moments de calme auxquels succédèrent la réapparition de la céphalalgie. Ce malade fut enfin envoyé à l'hôpital le cinquième jour de l'invasion dans l'état suivant :

*Symptômes observés à l'hôpital*. Face colorée ; conjonctives injectées ; contraction des pupilles sous l'impression d'une lumière trop vive ; douleurs violentes dans la tête, se prolongeant dans le trajet du rachis ; engourdissement des membres ; fourmillements dans les pieds ; peau chaude ; front brûlant ; pouls dur, serré, à quatre-vingts pulsations ; langue blanche et plate ; soif modérée ; épigastre insensible à la pression ; faiblesse générale extrême ; tendance à l'assoupissement.

*Prescription du matin.* Diète ; eau gommeuse ; saignée de 500 grammes ; sept ventouses scarifiées sur le trajet du rachis ; seize sangsues à la base du crâne ; cataplasmes sinapisés aux pieds ; oxycrat sur le front.

*Même jour, 3 heures du soir.* Peu d'amélioration. Le sang tiré de la veine est presque entièrement privé de sérosité, il est recouvert d'une couenne très-épaisse. — Nouvelle saignée de 250 grammes.

6 *Mai.* Le malade est beaucoup mieux ; la céphalalgie a presque entièrement disparu ; il en est de même de la douleur rachidienne ; les membres ne sont plus engourdis ; la peau a sa chaleur normale ; le pouls est à soixante-cinq. — Diète ; limonade gommeuse ; cataplasmes chauds aux pieds ; oxycrat sur le front.

7 *Mai.* Même état ; même prescription.

8 *Mai.* Soif vive ; langue rosée à la pointe ; épigastre douloureux au toucher ; peau chaude et sèche ; pouls agité ; constipation. — Diète ; limonade gommée ; quatre ventouses scarifiées et cataplasme à l'épigastre ; oxycrat sur le front ; lavement émollient qui produit une selle dans l'après-midi.

9 *Mai.* Etat parfait du malade.

10 *Mai.* Le mieux se soutient. — Alimentation légère. — Le malade est évacué dans le service des blessés pour une affection étrangère à la Méningite.

### II$_e$ OBSERVATION.

Buiss....; du 3e régiment de dragons ; vingt-deux ans ; tempérament sanguin-nerveux ; fortement constitué ; est entré l'hôpital le 4 juin 1841.

*Causes et circonstances commémoratives.* Le malade ne peut attribuer d'autres causes à sa maladie que celles qui proviennent des fatigues extrêmes du service de la cavalerie à cette époque de l'année, de la chaleur qu'il a éprouvée pendant les exercices, et, il faut ajouter, du refroidissement qui a dû en être la suite.

Depuis cinq jours, ce militaire éprouvait à des intervalles qu'il ne peut préciser, des frissons, une céphalalgie violente, une douleur vive dans tout le trajet du rachis, douleur continue, mais faible pendant quelques instants et s'exaspérant plusieurs fois dans la journée ; ce qui lui occasionnait un malaise général, des engourdissements dans les membres, et une faiblesse telle qu'il ne pouvait se tenir debout.

*Symptômes observés à l'hôpital.* Lors de son entrée à l'hôpital, ce militaire a la face plutôt pâle que colorée ; l'intelligence a toute son intégrité ; les pupilles sont légèrement dilatées et se contractent faiblement ; le malade se plaint d'une violente céphalalgie et d'une douleur vive qui se fait sentir dans tout le trajet du rachis ; il peut à peine se tenir debout ; les membres sont engourdis ; la peau a sa chaleur normale ; le pouls est calme et sans plénitude ni dureté ; la langue est naturelle ; la soif est modérée ; les voies digestives sont en bon état.

*Prescription.* Diète; eau gommeuse; potion gommeuse avec addition de 30 grammes d'eau distillée de valériane; vingt sangsues aux tempes et à la base du crâne; onze ventouses scarifiées sur le trajet du rachis (on obtient, au moyen de ces ventouses, environ 750 grammes de sang); oxycrat sur le front.

5 *Juin.* Le malade n'éprouve plus qu'une légère céphalalgie frontale. — Deux cuillerées à bouche de crème de riz; eau gommeuse; potion de valériane (1) oxycrat sur le front.

Les jours suivants, l'état du malade s'améliore; on augmente progressivement les aliments; et ce militaire sort le 19 juin, parfaitement guéri, après quinze jours de traitement.

### IIIe OBSERVATION.

Vosg....; chasseur au 18e régiment d'infanterie lé-

(1) J'avais fait préparer, à l'hôpital, de l'eau distillée de valériane que j'ai administrée avec succès dans la période nerveuse des fièvres typhoïdes. Je l'ai également administrée dans le traitement de la Méningite et surtout de l'Encéphalite pour combattre les phénomènes nerveux; mais c'est par induction; il me serait difficile de dire quelle a été son influence; cependant comme antispasmodique, elle a dû en avoir une salutaire dans une maladie où l'appareil cérébro-spinal est si fortement ébranlé. L'eau distillée de valériane est bien moins stimulante que l'infusion ou la poudre de la même plante; j'ai recueilli des observations qui ne me laissent aucun doute à cet égard.

gère; vingt-sept ans; tempérament sanguin; fortement constitué; est entré à l'hôpital le 11 septembre 1841.

*Causes et circonstances commémoratives.* Ce militaire, dont le régiment était en garnison à Metz, avait obtenu un congé et se trouvait depuis quelques jours à Nancy où il exerçait sa profession de manœuvre. Le 3 septembre, après un travail fatigant, il fut pris d'un malaise général, de frissons, d'une céphalalgie violente, puis de vomissements; le délire survint pendant la nuit. M. le docteur Grandjean, jeune médecin fort distingué de Nancy fut appelé; il pratiqua immédiatement une forte saignée, et fit appliquer six sangsues à chaque tempe. Des pédiluves sinapisés furent également prescrits. Il y eut d'abord une légère amélioration dans l'état du malade; mais les premiers symptômes ayant reparu et M. Grandjean prévoyant que ce militaire serait hors d'état de subvenir aux frais de la médication, lui conseilla d'entrer à l'hôpital, où il fut admis le 11 septembre.

*Symptômes observés à l'hôpital.* Face plutôt pâle que colorée; pupilles légèrement dilatées, roideur du col, renversement de la tête en arrière; douleur violente dans toute la tête et la région cervicale; engourdissement des membres; fourmillements dans les pieds et dans les mains; l'intelligence a toute son intégrité; la langue est légèrement rosée à sa pointe; la soif est modérée; l'épigastre n'est pas douloureux au toucher; pouls dur, serré, à quatre-vingt-cinq pulsations; constipation.

*Prescription.* Diète ; eau gommeuse ; saignée de 500 grammes ; vingt sangsues à la nuque ; cataplasmes sinapisés aux pieds; oxycrat sur le front; lavement émollient.

*Même jour, 3 heures du soir.* Le sang tiré de la veine est plastique ; le caillot, très-riche, est ramassé en champignon, relevé sur ses bords et recouvert d'une couenne épaisse ; une selle a eu lieu dans la journée ; urines rares, mais claires ; peu d'amélioration.

12 *Septembre.* Le malade a peu dormi, un léger délire s'est manifesté pendant la nuit ; la céphalalgie et la douleur cervicale persistent, ainsi que la roideur du col et le renversement de la tête en arrière. — Même régime ; même boisson ; nouvelle saignée de 500 grammes ; vingt sangsues aux tempes ; le reste *ut suprà.*

*Même jour, 3 heures du soir.* Amélioration sensible dans l'état du malade; la céphalalgie a beaucoup perdu de son intensité ; la face, grippée le matin, est plus calme maintenant ; le sang tiré dans la matinée n'est plus recouvert de couenne. — Continuation des cataplasmes sinapisés aux pieds et de l'oxycrat sur le front.

13 *Septembre.* La céphalalgie s'est concentrée dans la région temporale droite ; la tête est toujours légèrement inclinée en arrière. — Diète ; eau gommeuse ; dix sangsues à la tempe droite ; cataplasmes chauds aux pieds ; continuation de l'oxycrat sur le front.

14 *Septembre.* La céphalalgie est redevenue générale, mais avec moins d'intensité ; l'intelligence est libre ; plus de roideur dans la région cervicale ni d'engourdissement

des membres; face pâle, mais calme; pouls lent, petit; peau fraîche; soif modérée; une selle naturelle. — Même traitement, moins les sangsues; mais je fais appliquer un vésicatoire ayant la forme d'un carré long, sur toute la région cervicale.

15 *Septembre*. Le vésicatoire a produit un excellent effet; la tête est complétement dégagée; le malade est dans un état on ne peut plus satisfaisant.

De ce jour, la convalescence marche sans accidents; on alimente progressivement le malade, et il sort parfaitement guéri le 24 septembre, douze jours après son entrée à l'hôpital.

### IVe OBSERVATION.

Rolling.....; soldat au 3e régiment de dragons; vingt-sept ans; tempérament sanguin; fortement constitué; au service depuis le 2 mars 1838; est entré à l'hôpital le 10 août, jour de l'invasion de sa maladie.

*Causes et circonstances commémoratives*. Ce militaire, après s'être livré, le matin même de son entrée à l'hôpital, à l'exercice de la voltige (1), fut pris tout à coup d'une céphalalgie frontale très-vive, puis de frissons suivis d'une réaction brusque de chaleur générale et de délire.

Apporté à l'hôpital à deux heures après midi, il se trouvait dans l'état suivant:

(1) Exercice extrêmement violent, qui consiste à monter à cheval, avec ou sans étriers, pendant que le cheval galope, et à faire toutes sortes d'évolutions.

*Symptômes observés à l'hôpital.* Ce militaire, d'une très-forte constitution, a la face très-colorée et les conjonctives injectées ; il est très-agité, exaspéré ; sa parole est vive, brève ; les pupilles, légèrement dilatées, sont peu sensibles à l'action de la lumière ; la peau est chaude ; le pouls est plein, dur, à cent cinq pulsations par minute ; le malade se plaint d'une violente douleur dans la région frontale ; sa langue est naturelle ; la soif est vive ; l'épigastre n'est pas douloureux au toucher.

*Prescription.* Diète ; eau gommeuse ; saignée de 500 grammes ; trente-six sangsues seront appliquées en deux fois aux tempes, à trois heures d'intervalle.

11 *Août.* Le malade est un peu plus calme qu'hier ; sa face est moins colorée ; la nuit a été agitée ; il y a eu un instant de délire.

Le sang tiré la veille offre un caillot, très-riche, presque entièrement privé de sérosité ; il est relevé sur ses bords et recouvert d'une couenne épaisse ; la céphalalgie persiste quoique à un moindre degré, mais la douleur s'est propagée dans tout le trajet du rachis. La langue est rosée à la pointe ; soif vive ; épigastre douloureux au toucher ; la peau est moins chaude qu'hier ; le pouls est à quatre-vingt-seize pulsations ; constipation.—Diète ; eau gommeuse *ad libitum* ; potion gommeuse avec addition de 30 grammes d'eau de Valériane ; saignée de 350 grammes ; vingt-cinq sangsues à l'épigastre ; six ventouses scarifiées sur le trajet du rachis ; cataplasme sur l'abdomen ; cruchons remplis d'eau chaude aux pieds, oxycrat sur le front, lavement émollient.

3 *heures du soir*. Le malade éprouve un peu d'amélioration ; le lavement a produit une selle ; le sang, riche en fibrine, n'est pas recouvert de couenne.

12 *Août*. La nuit a été agitée ; la douleur persiste au front et à la nuque ; la tête est légèrement inclinée en arrière ; les pupilles restent dilatées ; la peau a sa chaleur normale ; le pouls a quatre-vingt-dix pulsations ; la langue est naturelle ; la soif est moins vive ; les symptômes gastriques ont disparu. — Diète, même boisson et même potion ; trente sangsues au front, quinze à la nuque. Les sangsues seront appliquées en trois fois, quinze de trois en trois heures, afin d'obtenir un écoulement de sang permanent. Quand les sangsues du front auront cessé de couler, on appliquera sur le sommet de la tête, et à sa partie antérieure, une vessie contenant du son et des fragments de glace ; cataplasmes sinapisés aux pieds ; lavement émollient.

13 *Août*. La céphalalgie a perdu de son intensité ; il en est de même de la douleur cervicale ; intelligence nette ; peau naturelle ; pouls à quatre-vingt-dix ; le malade n'est point affaibli ; une selle a eu lieu hier.—Même prescription que la veille, moins les sangsues.

14 *Août*. Le malade se plaint d'une douleur sourde, mais légère, dans toute la tête ; la peau est naturelle ; le pouls est calme. — Même prescription que la veille, plus deux vésicatoires camphrés aux mollets. Dans la journée, le malade a une épistaxis qu'on favorise, mais qui s'arrête bientôt.

15 *Août*. La céphalalgie a complétement disparu ; mais

l'épigastre est tendu et douloureux au toucher; la soif est vive; il existe une légère réaction fébrile. — Diète; eau gommeuse; vingt sangsues et cataplasme à l'épigastre; cruchons d'eau chaude aux pieds; continuation du mélange de glace et de son sur le front. — Soulagement marqué dans la journée.

16 *Août.* Le malade est calme et n'accuse aucune douleur; cependant de onze heures à midi, une réaction fébrile se manifeste; le délire survient, puis cet état cesse de lui-même. (Je suppose que l'infirmier chargé de soigner ce malade, n'aura pas renouvelé, en temps opportun, le mélange de son et de glace placé sur la tête; le front sera devenu chaud, et, à mon arrivée inopinée à l'hôpital, cet infirmier, pour faire preuve de zèle, aura replacé brusquement sur le front la vessie contenant le réfrigérant, et de là sera venue la réaction. Cette supposition est d'autant plus probable, que j'ai été témoin, plus tard, d'un fait semblable, à la suite d'une tentative faite pour supprimer le froid sur la tête.)

17 *Août.* Le malade est dans un état très-satisfaisant; on remplace la glace placée sur la tête par des compresses trempées dans de l'oxycrat; on place des cruchons remplis d'eau chaude aux pieds.

Un régime sévère est prescrit pendant quelques jours, et le 30 août, le malade était complétement guéri; cependant, craignant quelque imprudence de sa part, je l'ai gardé à l'hôpital jusqu'au 9 septembre, époque à laquelle il est sorti dans l'état de santé le plus parfait, après être resté trente jours dans mes salles.

## V$_e$ OBSERVATION.

Lagr....; fusilier au 52ᵉ de ligne; vingt-deux ans; tempérament sanguin; fortement constitué ; au service depuis le 20 septembre 1840 ; est entré à l'hôpital le 15 août 1841, deux jours après l'invasion de sa maladie.

*Causes et circonstances commémoratives.* Lagr..., étant, le 13 août à la promenade militaire avec son régiment par un temps orageux et fortement chargé d'électricité, eut très-chaud; la pluie étant survenue, il fut mouillé ; ayant négligé de changer de linge en rentrant à la caserne, il ne tarda pas à éprouver des frissons et des maux de tête qui devinrent de plus en plus violents; c'est dans cet état qu'il fut envoyé à l'hôpital.

*Symptômes observés à l'hôpital.* Face peu colorée, pupilles légèrement contractées, très impressionnables à l'action de la lumière ; le malade éprouve des éblouissements, une faiblesse générale extrême; il se plaint d'une violente douleur dans le front et la région cervicale; la peau est un peu plus chaude que dans l'état normal ; le pouls est plein, dur et agité. Quoique la langue soit à l'état naturel, et que l'épigastre ne soit point douloureux au toucher, le malade éprouve cependant de fréquentes nausées.

*Prescriptions.* Diète; eau gommeuse; saignée de 400 grammes; vingt sangsues aux tempes; trois ventouses scarifiées à la nuque ; cataplasmes et cruchons remplis d'eau chaude aux pieds.

Dans la soirée, légère amélioration. Le sang tiré de la veine est plastique, très-riche en fibrine, et n'est point recouvert de couenne.

16 *Août*. Le malade n'éprouve qu'une forte céphalalgie qui s'est concentrée dans la région frontale. — Diète; eau gommeuse ; saignée de 250 grammes ; quinze sangsues au front ; cataplasmes sinapisés et cruchons d'eau chaude aux pieds ; oxycrat sur le front, aussitôt que les sangsues auront cessé de couler.

17 *Août*. La céphalalgie a disparu ; le pouls est calme; la langue est naturelle; les voies digestives sont en bon état. — Mêmes prescriptions que la veille, moins la saignée et les sangsues.

Les jours suivants, le mieux se soutient; le malade est alimenté, recouvre ses forces et sort parfaitement guéri, le 4 septembre, après vingt jours de traitement.

---

Pour rendre mon travail moins volumineux, je me bornerai à rapporter ces cinq observations de la première catégorie ; elles donnent une idée complète de la Méningite cérébro-rachidienne : dans les autres observations, on ne trouverait que la répétition de ce qui vient d'être dit dans celles-ci.

## DEUXIÈME CATÉGORIE.

OBSERVATIONS DANS LESQUELLES ON A CONSTATÉ A LA FOIS L'ALTÉRATION DES FACULTÉS INTELLECTUELLES, DES LÉSIONS DU MOUVEMENT ET DU SENTIMENT, ET L'ABOLITION PLUS OU MOINS COMPLÈTE DES SENS; CE SONT LES CAS D'ENCÉPHALO-MÉNINGITE.

Les deux premières observations de cette catégorie, sont aussi les deux premières recueillies dans mon service; je les supprimerai parce qu'elles sont trop incomplètes. La troisième observation, incomplète seulement sous le rapport des causes et des circonstances qui ont précédé l'entrée du malade à l'hôpital, offre assez d'intérêt, à dater de cette époque, pour être rapportée; le malade qui en fait le sujet, est le dernier traité avant l'emploi des moyens que j'ai adoptés plus tard. Ces trois premiers malades sont morts. Un quatrième malade auquel on n'a pu appliquer l'ensemble de mon traitement, est également mort.

### VI$^{e}$ OBSERVATION.

MART... ; Chasseur au 7$^{e}$ régiment d'infanterie légère; vingt-six ans; tempérament sanguin; au service depuis le 20 novembre 1840; est entré à l'hôpital le 14 avril 1841.

*Causes et circonstances commémoratives.* Aucun renseignement ne nous a été donné sur le compte de ce militaire.

*Symptômes observés à l'hôpital.* Ce malade fut apporté à l'hôpital à huit heures du soir ; on m'envoya chercher immédiatement, et voici l'état dans lequel je le trouvai : face cyanosée; regard fixe; sclérotiques injectées; pupilles dilatées et insensibles à l'action de la lumière; délire furieux; agitation continuelle des membres; trismus; renversement de la tête en arrière; cris désordonnés; la peau est un peu plus chaude que dans l'état normal ; pouls plein, et dur, à quatre-vingts pulsations ; affaiblissement considérable de la sensibilité ; langue rouge à la pointe ; elle est sèche, et le malade peut à peine la sortir de sa bouche; odeur de souris bien prononcée; constipation.

*Prescription.* — Saignée de 750 grammes; trente sangsues à l'épigastre; oxycrat sur le front.

Le délire persiste pendant toute la nuit; plusieurs selles involontaires ont lieu ; incontinence d'urine.

15 *Avril, à la visite du matin.* Stupeur profonde; coma; paupières abaissées; pupilles dilatées; résolution des membres ; renversement de la tête en arrière ; peau à l'état normal; les pulsations du cœur sont ralenties; le malade n'entend les questions qu'on lui adresse que lorsqu'on lui parle très-haut et près de l'oreille; il ne répond que par un grognement inintelligible; langue sèche , parcheminée; abolition complète de la sensibilité. — Saignée de 250 grammes; seize sangsues sous les apophyses mastoïdes, et huit à chaque tempe ; cataplasmes sinapisés aux pieds; oxycrat sur le front.

La nuit est très-mauvaise. Mort le 16 à 5 heures du matin.

Autopsie pratiquée vingt-huit heures après la mort.

*Aspect extérieur.* Sujet fortement constitué , non amaigri.

*Cavité crânienne.* L'arachnoïde cérébrale est fortement injectée; à travers son tissu, et sur toute la surface apparente de la pie-mère, on aperçoit une couche blanchâtre opaline qu'on reconnaît, en incisant l'arachnoïde cérébrale, pour être une matière plastique purulente ; cette matière forme un foyer considérable à la base du cerveau, vers la protubérance annulaire et la moelle allongée.

Le cerveau est légèrement sablé ; son tissu n'est point ramolli.

On ne trouve point de sérosité dans les ventricules latéraux; mais il s'en écoule une faible quantité du ventricule moyen.

Les plexus choroïdes sont injectés.

Le cervelet est ramolli; la couleur de l'arbre de vie est d'un rouge livide.

*Canal rachidien.* La dure-mère rachidienne , ainsi que le feuillet arachnoïdien qui y adhère, incisés longitudinalement, laissent voir à travers le second feuillet de l'arachnoïde, la même matière blanchâtre purulente que nous avons observée sous l'arachnoïde cérébrale.

Au niveau de la troisième vertèbre dorsale, il existe un foyer assez considérable d'où le pus s'échappe par l'incision de l'arachnoïde. Au niveau de la dernière vertèbre dorsale se trouve un nouveau foyer contenant environ huit grammes de pus.

La pulpe de la moelle n'offre aucune altération appréciable.

A l'exception de l'estomac, dont la muqueuse offre quelques granulations rouges vers la grande courbure, tous les organes contenus dans l'abdomen sont sains; il en est de même de ceux qui sont contenus dans la cavité thoracique.

VIIe OBSERVATION (1).

From..... ; 7e léger; vingt-deux ans; tempérament sanguin; fortement constitué; au service depuis le 27 septembre 1840; est entré à l'hôpital le 17 avril 1841.

*Causes et circonstances commémoratives.* La veille de son entrée à l'hôpital, ce militaire, étant à l'exercice par une température assez élevée, éprouva de violents étourdissements, et tomba subitement sur le sol; transporté immédiatement à la caserne, il resta sans connaissance jusqu'au lendemain onze heures du matin, époque à laquelle il fut transporté à l'hôpital.

*Symptômes observés à l'hôpital.* Face et lèvres bouffies et cyanosées; renversement de la tête en arrière; dyspnée; abolition complète de la sensibilité et du sens de l'ouïe; pupilles très-dilatées et insensibles à l'action de la lumière; délire alternant avec un état comateux profond; trismus; agitation convulsive et tellement violente des membres, que, même avec la camisole de force, quatre infir-

(1) C'est ici que je commence l'application du nouveau traitement.

miers ont peine à maintenir le malade dans son lit ; la déglutition est impossible; le malade ne peut proférer aucun son articulé; peau chaude; pouls plein, dur et agité; une selle involontaire a lieu quelques instants après que le malade a été placé dans son lit.

*Prescription.* Saignée d'un kilogramme, laquelle donne un sang très-plastique et qui se prend en une masse compacte presque complétement privée de sérosité.

3 *heures du soir*. Outre l'état ci-dessus décrit, et qui persiste, une écume épaisse sort de la bouche du malade; le chirurgien de garde et les infirmiers assurent qu'il a cherché à mordre les personnes qui le retenaient dans son lit; la peau est froide; le pouls est faible, fuyant sous le doigt, peu agité. Portant le pronostic le plus fâcheux sur l'état du malade; bien fixé d'ailleurs, d'après les observations précédentes, sur la nature de la maladie et sur les lésions pathologiques qu'elle laisse à sa suite; bien convaincu, par ce qu'a écrit M. Faure et par ma propre expérience, de l'insuccès des moyens ordinaires, même les plus énergiques, dans les cas de cette gravité, je résolus, quoiqu'il fût un peu tard, outre l'emploi des émissions sanguines, de tenter une révulsion violente et simultanée sur le trajet du rachis, sur les membres abdominaux et sur le tube digestif. A cet effet, je fis rougir à blanc deux cautères en olive, n'en n'ayant pas pour le moment de mieux appropriés à mes vues, et je pratiquai successivement, avec le centre de l'olive, huit cautérisations dans chaque gouttière vertébrale, depuis la nuque jusqu'aux

lombes, changeant de fer lorsque la chaleur n'était plus assez forte, et le laissant sur la peau assez longtemps pour produire une brûlure du deuxième au troisième degré.

Je fis immédiatement verser sur les cautères un liniment fortement ammoniacal. (La réflexion m'a fait renoncer depuis à ce moyen qui ne produit pas l'effet que j'en attendais.) Pendant que le cautère chauffait, j'avais fait appliquer, avec la pommade de Gondret, deux larges vésicatoires aux cuisses et deux aux jambes; je fis aussi appliquer deux sinapismes aux pieds et administrer un lavement purgatif.

Voulant dégorger le cerveau par un écoulement de sang permanent, je prescrivis quarante sangsues qui furent appliquées en quatre fois, d'heure en heure, aux tempes et sous les apophyses mastoïdes.

Arrêtons-nous un instant pour faire remarquer ce qui s'est passé pendant la cautérisation.

Pendant les deux premières applications du fer rouge, le malade ne manifesta aucune sensibilité; ce ne fut qu'à la 3e cautérisation qu'il fit un léger mouvement de contraction musculaire; les dernières, seulement, lui arrachèrent quelques cris; mais il retomba aussitôt dans un état comateux profond; la résolution des membres était presque complète; la réaction ne se fit sentir que sur l'appareil circulatoire; en effet, le pouls, tout à l'heure imperceptible, se releva; la peau, presque froide avant la cautérisation, recouvra sa chaleur; c'est seulement après cette réaction que je commençai l'application des sangsues. J'ajouterai aussi que cette réaction opérée, le malade recommença à s'agiter et à pousser des cris plaintifs.

9 *heures du soir*. Le malade est plus calme ; la déglutition qui, jusqu'ici, avait été impossible, se fait avec facilité ; From... boit avec avidité ; il entend les questions qu'on lui adresse et fait effort pour y répondre ; le lavement a produit une selle liquide abondante ; les sangsues ont été appliquées comme il a été indiqué ci-dessus, les piqûres ont fourni une assez grande quantité de sang ; le pouls n'a rien d'anormal ; tendance à l'assoupissement ; la langue n'est pas rouge ; cependant la soif est très-vive. — Eau gommeuse *ad libitum* ; oxycrat sur le front ; cataplasmes et cruchons d'eau chaude aux pieds.

11 *heures du soir*. Stupeur générale, dyspnée ; l'écume sort de nouveau par la bouche ; râle ; agonie ; mort à 6 heures et demie du matin, le 18 avril.

AUTOPSIE 27 heures après la mort.

*Aspect extérieur*. Sujet fortement constitué ; traces des applications faites pendant la vie.

*Cavité crânienne*. La dure-mère et le feuillet arachnoïdien pariétal n'offrent rien d'anormal. Sous l'arachnoïde cérébrale on aperçoit une matière plastique, albumineuse, uniformément répandue à toute la surface des hémisphères ; on voit aussi les vaisseaux déliés de la pie-mère fortement injectés. A la base du cerveau, et jusque vers la moelle allongée, une matière purulente formant un amas assez considérable (8 à 10 grammes environ), se trouve entre la pie-mère et l'arachnoïde. Le cerveau coupé par tranches et pressé entre les doigts, présente sa consistance normale ; mais des gouttelettes de sang s'échappent de son tissu.

Les deux ventricules latéraux contiennent environ chacun 8 grammes de sérosité sanguinolente ; il s'en échappe également une notable quantité du ventricule moyen. Les plexus choroïdes sont fortement injectés.

Le cervelet a sa consistence normale ; il ne présente aucune altération.

*Canal rachidien.* Entre les deux feuillets de l'arachnoïde rachidienne, se trouve une assez grande quantité de sérosité rosée (15 grammes environ) ; sous le feuillet rachidien de l'arachnoïde et entre ce feuillet et la pie-mère, depuis la moelle allongée jusqu'à la queue de cheval, on observe de la matière purulente semblable à celle que nous avons trouvée à la surface du cerveau.

La moelle offre un ramollissement notable au niveau de la 3$^{e}$ dorsale et de la 1$^{re}$ lombaire ; il existe aussi un foyer purulent assez considérable sur chacun de ces points.

*Cavité thoracique.* Rien à noter.

*Cavité abdominale.* La muqueuse gastrique offre quelques granulations et quelques points injectés vers sa grande courbure. Le duodenum est légèrement injecté. L'intestin grêle offre çà et là quelques traces d'inflammation ; il renferme quatre lombrics.

Le colon est sain ; il en est de même des autres organes renfermés dans la cavité abdominale.

## VIIIe OBSERVATION.

(Ier cas de guérison.)

Ess.....; chasseur au 7e léger; dix-huit ans; sanguin ; constitution herculéenne; enrôlé volontaire depuis le 10 mars 1841 ; est entré à l'hôpital le 25 avril à cinq heures du soir.

*Causes et circonstances commémoratives.* La seule cause assignée à la maladie de ce militaire est la fatigue des exercices par un temps très-chaud (on remarquera que ce jeune homme n'était au service que depuis six semaines).

Les camarades qui l'ont apporté à l'hôpital ont dit que la maladie ne datait pas de plus de deux ou de trois heures. Des maux de tête, des étourdissements avaient précédé de quelques instants la perte de connaissance, le délire et les mouvements convulsifs. On s'était empressé de faire transporter ce malade à l'hôpital.

*Symptômes observés à l'hôpital.* Face cyanosée, bouffie; peau plutôt froide que chaude; pouls lent, filiforme, presque imperceptible ; renversement de la tête en arrière ; les mâchoires sont fortement serrées l'une contre l'autre; pupille droite à l'état normal; pupille gauche fortement dilatée ; point d'injection des conjonctives ; les paupières restent constamment fermées, comme pour protéger les yeux contre l'impression de la lumière; elles ne s'ouvrent que pendant quelques quintes de toux qui se manifestent par intervalle; coma profond alternant avec des mouvements convulsifs des membres ; abolition de l'ouïe et de la sensibilité; selles involontaires.

*Prescription à 5 heures du soir.* M'étant rendu immédiatement à l'hôpital et jugeant que la petitesse du pouls ne permettait pas de pratiquer en ce moment une saignée générale, je fis appliquer trois ventouses scarifiées à la nuque; les scarifications, quoique profondes, ne provoquèrent aucune manifestation de sensibilité. C'est là une pierre de touche qui caractérise un danger imminent. J'appliquai alors le traitement indiqué dans l'observation précédente; quatre larges vésicatoires, deux aux cuisses, deux aux jambes, avec la pommade de Gondret; deux sinapismes aux pieds; douze cautérisations avec le fer rouge sur le trajet du rachis, six dans chaque gouttière vertébrale, à deux ou trois centimètres de distance, depuis la colonne cervicale jusqu'aux lombes. Le malade ne manifesta de sensibilité qu'aux dernières cautérisations; peu d'instants après, le pouls prend plus de développement; cependant il ne bat que cinquante fois par minute; le malade s'agite; la peau reprend sa chaleur normale; c'est alors que je profite de cette réaction pour faire pratiquer une saignée du bras; le sang coule lentement; il est plastique, et nous obtenons 600 grammes de caillot complétement privé de sérosité; aucune couenne ne vient couvrir ce caillot. Je dois ajouter que, pendant la saignée, le sang changea plusieurs fois de couleur, tantôt rouge, tantôt noir; ce qui tenait à ce que la respiration ne se faisait pas toujours d'une manière complète. Après la saignée, on appliqua vingt sangsues, dix à chaque tempe; une heure après on en appliqua vingt autres, dix sous chaque apophyse mastoïde; on laissa saigner les piqûres, le malade conservant sa chaleur normale à l'extérieur.

8 *heures du soir*. Même état; décubitus dorsal; coma profond; altêrnatives de chaleur et de froid, de coloration et de pâleur de la face; je profitai d'un moment de réaction pour faire pratiquer une nouvelle saignée de 500 grammes ; puis, je prescrivis quarante sangsues en permanence, dix d'heure en heure, aux tempes et à la base du crâne; cataplasmes et cruchons chauds aux pieds pour remplacer les sinapismes.

24 *Avril, une heure du matin*. Légère amélioration; les mouvements convulsifs ne se manifestent que sous l'influence des quintes de toux; plus de trismus; le malade commence à boire à l'aide d'un biberon; jusqu'ici le serrement des mâchoires s'y était opposé.

5 *heures du matin*. Le malade est calme; il entend les questions qu'on lui adresse, répond à quelques-unes, mais d'une manière brusque et avec impatience; il retombe immédiatement dans son état de somnolence; il porte alternativement sa tête de droite à gauche et de gauche à droite.

8 *heures du matin*. Le malade vomit la tisane qu'il a bue; du reste, même état; pouls à soixante pulsations pendant les réactions qui semblent s'opérer à des intervalles de deux heures et demie à trois heures. Pendant ces réactions, la face est colorée, la peau est chaude et le pouls plus relevé.—Saignée de 250 grammes; trente sangsues aux tempes et à la base du crâne; deux

potions gommeuses avec addition de trente grammes d'eau de valériane.

Jusqu'à trois heures du soir, le malade reste plongé dans un état comateux profond ; il n'y a de changement et un peu d'agitation que pendant les réactions dont je viens de parler.

3 *heures du soir*. Les cautérisations ont produit sur tout le trajet du rachis un érythème général ; quelques phlyctènes laissent échapper de la sérosité ; les vésicatoires sont enflammés ; aussi cette révulsion violente qui s'est opérée sur la peau réagit-elle d'une manière favorable sur les centres nerveux.

L'intelligence est libre ; le malade répond très-nettement à nos questions ; son regard est assuré et calme ; il se plaint d'une violente céphalalgie frontale ; il est tourmenté aussi par des quintes de toux provoquées par une trachéo-bronchite ; la soif est très-vive. — Eau gommeuse *ad libitum* ; vingt sangsues aux tempes ; vingt autres dans la fossette sternale ; cataplasme au sommet du thorax et au col ; cruchons chauds aux pieds.

La nuit a été bonne ; le malade a eu plusieurs heures d'un sommeil tranquille.

25 *Avril*, 7 *heures du matin*. Le malade est très-calme ; il n'a aucun souvenir de ce qui s'est passé depuis deux jours ; il est gai et n'a aucune inquiétude sur son état ; il ne tousse plus ; les mouvements convulsifs ont entièrement disparu ; le pouls est normal ; la langue est belle ; le regard est assuré. Ce qui ferait croire que la

sensibilité est encore obtuse, c'est que le malade ne se plaint pas des douleurs que devraient lui occasionner les cautérisations pratiquées sur le trajet du rachis; cependant la céphalalgie persiste. — Diète ; eau gommeuse ; potion de valériane ; douze sangsues sous les apophyses mastoïdes; cataplasmes sinapisés et cruchons chauds aux pieds.

*Midi*. Somnolence comateuse.

3 *heures*. Peau chaude ; pouls relevé, à soixante pulsations ; coloration de la face (toujours les mêmes exacerbations de trois heures en trois heures) ; vive céphalalgie; le malade tient ses paupières abaissées. — Saignée de 300 grammes qui fournit un caillot riche et privé de sérosité.

5 *heures du soir*. Face pâle ; abattement général; peau fraîche ; pouls petit et lent; toux légère ; ardeur de vessie; hématurie survenant tous les quarts d'heure. La nuit se passe dans le même état et avec les mêmes alternatives de réaction et de faiblesse.

26 *avril*, 7 *heures du matin*. Pupilles dilatées ; tendance à l'assoupissement ; abattement général. — Diète ; eau gommeuse ; un décigramme de calomel d'heure en heure (le malade en prend un gramme dans la journée ; il a une selle involontaire).

*A* 3 *heures*. Même état.

27 *avril*, 7 *heures du matin*. L'intelligence est libre ; cependant il y a tendance à l'assoupissement ; hématurie ; ardeurs de vessie ; douleurs vives à l'hypogastre ;

(on attribue ces derniers accidents à l'action de la pommade épispastique avec laquelle on panse les vésicatoires) ; pouls régulier. — Cinq décigrammes de calomel en cinq fois, d'heure en heure.

9 *heures du matin.* Face colorée ; pouls plein, régulier, sans agitation ; peau à sa température normale.

11 *heures du matin.* Sommeil tranquille ; pouls naturel.

1 *heure après midi.* Mieux notable.

5 *heures du soir.* Face colorée ; pouls fréquent, dur plein ; plusieurs selles ont eu lieu depuis ma dernière visite ; un lombric a été rendu.

10 *heures du soir.* Coliques violentes ; diarrhée due à l'action du calomel.

28 *avril,* 5 *heures du matin.* Depuis onze heures du soir, la nuit a été calme.

7 *heures du matin.* Coliques ; pouls du bras droit à quatre-vingt-cinq pulsations ; pouls du bras gauche à soixante-seize (1) ; chaleur naturelle de la peau ; tête libre. Pour la première fois, le malade accuse de la douleur du côté du rachis ; les points cautérisés sont très-enflammés ; un cercle se forme autour de chaque escarre ; quelques-unes d'entre elles sont sur le point de se détacher ; la suppuration est très-abondante ; on panse avec le cérat deux fois par jour.

L'hématurie et les douleurs de vessie ont totalement

(1) Pendant tout le temps que le malade est resté à l'hôpital, nous avons observé une différence notable entre les pulsations des deux radiales.

disparu ; les selles sont toujours fréquentes ; mais le malade demande le bassin. — Diète ; eau gommeuse, quatre litres; deux potions avec l'eau de valériane ; embrocations d'huile camphrée et opiacée sur l'abdomen ; deux demi-lavements amilacés et opiacés.

9 *heures du matin*. Le malade rend un second lombric.

3 *heures du soir*. Mieux notable ; plus de selles ; calme parfait ; intelligence libre ; pouls naturel ; chaleur normale de la peau.

29. Le malade est en pleine convalescence ; on commence aujourd'hui à lui donner deux bouillons maigres. Les jours suivants, le mieux se soutient ; l'alimentation est plus substantielle. Ce militaire est retenu à l'hôpital pour un engourdissement de l'avant-bras droit et des doigts de la main du même côté ; je pense que cet engourdissement est dû à la piqûre d'un filet nerveux pendant une des saignées pratiquées dans un moment de grande agitation. Ce retard dans la sortie du malade nous permet de constater sa parfaite guérison ; il obtient un congé de convalescence et sort de l'hôpital le 17 juin, cinquante-cinq jours après son entrée dans mon service.

## IX^e OBSERVATION.

DUPOUT.... ; chasseur au 18^e léger ; vingt-sept ans ; tempérament sanguin ; fortement constitué ; au service depuis le mois de novembre 1840 ; est entré à l'hôpital le 16 mai 1841, à deux heures et demie du soir.

*Causes et circonstances commémoratives*. Ce militaire n'étant pas de la garnison, et se trouvant, lors de son entrée à l'hôpital, hors d'état de nous donner le moindre renseignement, voici ceux que nous avons recueillis de l'aubergiste chez lequel il était descendu à Nancy. Dup...., dont le régiment est en garnison à Metz (1), partit de cette ville le 15 mai 1841 sur le bateau à vapeur, pour se rendre à Nancy ; il fut exposé pendant toute la journée sur l'avant du bateau à l'ardeur d'un soleil brûlant, au milieu d'une atmosphère chargée d'électricité. Arrivé à Nancy à 4 heures du soir, il descendit dans une auberge ; là, il se plaignit d'un violent mal de tête ; se fit préparer une tasse de thé, qu'il prit, et fut se coucher immédiatement. Pendant la nuit, il eut le délire et s'échappa de son lit où l'aubergiste fut obligé de le retenir de force. Dans la matinée du 16, il éprouva de violentes contractions musculaires des membres ; les doigts étaient renversés en arrière. A l'agitation succéda l'assoupissement, puis la paralysie du côté droit du corps. De temps en temps, le malade sortait de son assoupissement pour repousser ceux qui le retenaient dans son lit. Avant qu'on eût rempli les formalités nécessaires pour faire admettre cet homme à l'hôpital militaire, un temps précieux s'était écoulé, et ce ne fut qu'à deux heures et demie du soir qu'il fut apporté dans mes salles, le 16 mai. Je me rendis immédiatement à l'hôpital (j'avais donné, depuis plusieurs jours, l'ordre de m'envoyer chercher aussitôt qu'un

(1) On remarquera que c'est le deuxième militaire du même régiment que je reçois à Nancy.

homme atteint d'une maladie grave arriverait dans mon service.)

*Symptômes observés à l'hôpital.* La peau conserve sa chaleur normale ; abolition complète de la sensibilité ; coma profond ; engourdissement paralytique des membres supérieurs et inférieurs du côté droit ; la langue n'est pas déviée ; elle est rouge à la pointe ; les pupilles sont dilatées et insensibles à l'action de la lumière ; les paupières supérieures sont abaissées. Si l'on adresse la parole au malade, à haute voix, il cherche à répondre ; mais ne profère que des sons inarticulés et la parole expire sur ses lèvres. Le pouls est faible, déprimé et sans accélération ; la soif est vive ; la déglutition se fait avec difficulté.

*Prescription.* Saignée de 500 grammes donnant un sang plastique et privé de sérosité ; trois ventouses scarifiées à la nuque pendant l'application desquelles le malade ne manifeste aucune sensibilité ; cautérisation sur le trajet du rachis, comme il a été indiqué dans les observations précédentes, sans que le malade manifeste la moindre sensibilité, si ce n'est aux dernières applications du fer rouge ; quatre vésicatoires aux membres inférieurs avec la pommade de Gondret ; sinapismes aux pieds.

3 *heures et demie.* Le pouls s'étant relevé et la peau étant plus chaude, je fais pratiquer une seconde saignée de 500 grammes ; on applique quarante sangsues à l'épigastre et vingt aux tempes. — Eau gommeuse pour boisson.

8 *heures du soir.* Coma profond ; perte de l'ouïe ; le

pouls n'est pas accéléré, mais il est encore plein ; la pommade de Gondret n'a produit aucun effet. — Nouvelle saignée de 500 grammes qui donne le même sang plastique et privé de sérosité; vingt sangsues à la base du crâne; quatre vésicatoires ordinaires aux membres inférieurs.

La nuit est agitée; alternatives de pâleur et de coloration de la face, de mouvements convulsifs et de résolution des membres.

17 *mai*, 6 *heures et demie du matin*. Même état. — Nouvelle cautérisation à la nuque ; trente sangsues aux tempes et à la base du crâne ; cataplasmes sinapisés et cruchons chauds aux pieds ; oxycrat sur le front ; lavement purgatif.

Aucune amélioration ne se manifeste de toute la journée ; le pouls s'est affaibli ; la peau est froide.

18 *mai*. Même état ; la résolution des membres est complète ; les lèvres sont décolorées; de nouvelles saignées sont contre-indiquées ; les vésicatoires ont produit peu d'effet. — Eau gommeuse, quatre litres ; huit décigrammes de calomel en huit doses, d'heure en heure.— Mort à midi et demi, le 2e jour de l'entrée du malade à l'hôpital et le 3e de l'invasion constatée de la maladie.

AUTOPSIE, vingt-six heures après la mort.

*Aspect extérieur du sujet*. Constitution athlétique; traces des applications faites pendant la vie.

*Cavité crânienne*. Les sinus de la dure-mère renferment une notable quantité de sang. On aperçoit à travers le feuillet viscéral de l'arachnoïde, et sur toute la surface de la pie-mère, une matière albumineuse et purulente dont la couche est plus épaisse en regard des anfractuosités ; il existe une collection purulente très-abondante à la face inférieure du cerveau et de la protubérance annulaire.

La substance du cerveau n'est point ramollie ; en la pressant entre les doigts, il s'en échappe d'assez nombreuses gouttelettes de sang ; on n'y trouve aucun foyer apoplectique. Les ventricules latéraux et le ventricule moyen contiennent environ chacun 8 grammes de sérosité sanguinolente.

Les plexus choroïdes sont fortement injectés.

Le cervelet n'est point ramolli.

*Canal rachidien.* La même matière purulente se retrouve entre la moelle et l'arachnoïde rachidienne, jusqu'au niveau de la 1re vertèbre lombaire. La moelle n'est pas ramollie.

*Cavité thoracique.* Les plèvres et les poumons sont à l'état normal.

Le péricarde contient environ 60 grammes de sérosité limpide ; à la surface du feuillet cardiaque on aperçoit une couche très-mince, blanchâtre, qui ne paraît être autre chose que le rudiment d'une fausse membrane. Le cœur, de consistance normale, renferme, dans les cavités droites, une grande quantité de sang noir, épais, consistant, ressemblant à de la gelée de groseille brûlée.

On y trouve aussi une concrétion fibrineuse noirâtre, allongée, communiquant du ventricule droit à l'artère pulmonaire.

Le ventricule gauche contient aussi une faible quantité de sang de même nature. Les grosses artères sont complétement vides.

*Cavité abdominale.* Muqueuse gastrique injectée dans sa grande courbure seulement. Intestins sains. Tous les autres organes contenus dans la cavité abdominale sont à l'état normal.

## Xe OBSERVATION.

DID.....; 7e léger ; vingt-cinq ans ; tempérament sanguin ; est entré à l'hôpital le 19 mai 1841.

*Causes et circonstances commémoratives.* La veille de son entrée à l'hôpital, ce militaire était allé au gymnase où il s'était fatigué par des exercices violents. En rentrant à la caserne, il fut pris de maux de tête, de frissons et de vomissements; dans la nuit, le délire survint. Le chirurgien du corps, prévenu seulement à huit heures du matin, envoya ce malade à l'hôpital, où il arriva le 19 mai à dix heures.

Je fus appelé immédiatement ; mais, avant mon arrivée, le chirurgien de garde avait déjà pratiqué une saignée du bras et obtenu, avec peine, 500 grammes d'un sang plastique et privé de sérosité.

*Symptômes observés à l'hôpital.* Peau violacée ; trismus ; agitation des membres tellement violente que quatre infirmiers peuvent à peine retenir le malade dans son lit ; renversement de la tête en arrière ; paupières supérieures abaissées ; pupilles dilatées et insensibles à l'action de la

6

lumière; dents serrées ; déglutition impossible ; le malade n'entend les questions qu'on lui adresse que lorsqu'on lui parle à haute voix et près de l'oreille ; il fait de vains efforts pour y répondre. En moins de cinq minutes, nous voyons tomber le malade dans un état comateux profond ; il n'entend plus rien ; résolution des membres. La peau se refroidit et perd toute sa sensibilité ; le pouls est lent et faible ; on essaye de pratiquer une nouvelle saignée, mais le sang ne jaillit pas ; on ouvre une autre veine , même résultat.

*Prescription.* Sinapismes aux pieds; quatre vésicatoires avec la pommade de Gondret, deux aux jambes et deux aux cuisses douze cautérisations avec le fer rouge, six dans chaque gouttière vertébrale, depuis la colonne cervicale jusqu'à la colonne lombaire. — Le malade reste complétement insensible aux premières cautérisations ; ce n'est qu'à l'application des derniers cautères qu'il manifeste de la sensibilité; mais il retombe aussitôt après dans son état comateux. Une demi-heure après ces opérations, le pouls se relève ; la peau recouvre sa chaleur normale; on pratique alors une nouvelle saignée et l'on obtient 500 grammes d'un sang plastique et privé de sérosité.

Une demi-heure après la saignée, on applique vingt sangsues aux tempes et vingt à la base du crâne. Le malade s'agite de nouveau violemment pendant l'application des sangsues, il en arrache même quelques-unes, de sorte que l'émission du sang n'est pas considérable.

2 *heures après midi.* Lorsqu'on parle au malade à haute

voix, son attention est fixée momentanément ; il soulève les paupières supérieures, répond avec impatience aux questions qu'on lui adresse, puis retombe dans son état de somnolence aussitôt qu'on cesse de lui parler ; il n'a aucun souvenir de ce qui s'est passé depuis la veille ; il se plaint d'un violent mal de tête dans la région frontale; ce malade, qui était resté jusqu'ici couché sur le dos, se couche maintenant sur le côté droit. La peau est à sa température normale; le pouls, assez plein, bat soixante-dix fois par minute. La langue, que nous pouvons voir pour la première fois, est naturelle; la soif est vive.—Les vésicatoires et les sinapismes ont produit l'effet attendu.

A 3 heures, on pratique une nouvelle saignée de 500 grammes :

8 *heures du soir*. Il y a moins de tendance à l'assoupissement ; le malade est un peu moins impatient lorsqu'on lui parle ; il se plaint toujours d'une violente céphalalgie frontale intermittente ; sous l'influence de cette céphalalgie, la face se grippe ; constipation ; urines rares.—Vingt sangsues aux tempes et à la nuque ; oxycrat sur le front lorsque les sangues auront cessé de couler ; lavement émollient.

20 *mai*, 6 *heures* 1/2 *du matin*. La nuit a été assez calme ; une selle naturelle a eu lieu; plus d'assoupissement; l'intelligence est complète ; le malade nous raconte avec lucidité comment, après s'être fatigué au gymnase, il est tombé malade à la caserne ; mais il ne se rappelle pas ce qui s'est passé depuis, et manifeste son étonnement de se

trouver à l'hôpital. La céphalalgie se concentre, toujours vive, dans la région frontale. — Diète ; eau gommeuse, quatre litres ; deux potions gommeuses avec addition de 30 grammes d'eau de valériane ; vingt sangsues au front ; cruchons chauds aux pieds ; oxycrat sur la tête, lorsque les sangsues auront cessé de couler.

Tout le reste de la journée se passe très-bien jusqu'à huit heures du soir, époque à laquelle le malade se plaint encore d'une violente céphalalgie frontale ; il a éprouvé, dit-il, tant de soulagement de la dernière application de sangsues, qu'il voudrait qu'on la renouvelât.—Dix sangsues au front.

21 *mai*. Etat satisfaisant ; céphalalgie légère ; l'intelligence a recouvré son intégrité ; liberté des mouvements; la tête a repris sa rectitude naturelle ; toutes les fonctions s'exécutent librement ; la peau et le pouls sont à l'état normal ; les urines sont claires et très-abondantes. Le soir, la céphalalgie frontale devient plus vive. — Seize sangsues au front.

Les jours suivants, le malade va de mieux en mieux ; les escarres du dos se détachent ainsi que toute la peau qui les avoisine dans l'étendue d'un à deux centimètres de circonférence; une abondante suppuration s'établit sur toute la partie cautérisée ; le malade est gai, témoigne toute sa joie d'avoir échappé à un grand danger ; il reste longtemps faible ; ses jambes peuvent à peine le porter ; l'appétit se fait sentir ; on augmente progressivement la quantité des aliments, et le malade sort le 21 juillet, faible, mais parfaitement guéri, après trois mois de séjour à l'hôpital.

*Nota.* Ce malade, ayant obtenu un congé de convalescence, est allé passer quatre mois dans sa famille, qui habite les Vosges; à son passage à Nancy pour rejoindre son régiment, alors à Givet, ce militaire est venu me voir; il avait repris tout son embonpoint et toute sa force; mais il me dit que, pendant plus de deux mois après sa sortie de l'hôpital, il ne cessait d'entendre un bruit dans sa tête, *comme s'il y avait eu trente-six mille diables* (ce sont ses expressions).

### XIe OBSERVATION.

PER....; 7e léger; vingt-deux ans; tempérament sanguin-lymphatique; fortement constitué; au service depuis le 27 octobre 1840; est entré à l'hôpital le 22 mai 1841, à neuf heures du matin.

*Causes et circonstances commémoratives.* De garde le 20 mai au poste de l'hôpital militaire, par une chaleur de 26° centigrades, et une atmosphère chargée d'électricité, ce militaire ressentit, en rentrant à la caserne, le 21, une douleur très-vive dans la tête et dans tout le trajet du rachis, puis un engourdissement douloureux dans les membres. Envoyé à l'hôpital le lendemain, il y arriva dans l'état suivant :

*Symptômes observés à l'hôpital.* Les douleurs ci-dessus indiquées persistent; face bouffie, bleuâtre; vomissements fréquents de matières bilieuses mêlées à la tisane bue à la caserne; peau froide et insensible; avant-bras cyanosés ; renversement de la tête en arrière ; décubitus dorsal; pupilles contractées, très-sensibles à l'action de la lumière; pouls lent et filiforme; réponses brèves; impatience lorsqu'on interroge le malade; langue blanche et plate.

*Prescription.* Avant mon arrivée, le chirurgien de garde avait ouvert deux veines et n'avait pu obtenir que 60 grammes d'un sang plastique et privé de sérosité. Lorsque j'arrivai, à dix heures, le malade avait entièrement perdu connaissance; l'insensiblité de la peau était complète; le malade n'entendait plus les questions qu'on lui adressait; toute la peau était froide et cyanosée.—Sinapismes aux pieds; quatre vésicatoires de Gondret aux membres inférieurs; cautérisation du rachis, comme dans les observations précédentes. Pour ramener la chaleur à la peau, je fais couvrir le malade avec quatre couvertures de laine; sur la première, et sous les trois autres, je fais placer huit cruchons remplis d'eau bouillante, de manière que la chaleur se répande depuis les pieds jusqu'au thorax. Les vésicatoires n'ayant produit aucun effet, une demi-heure après leur application, je les fais renouveler.

11 *heures du matin.* La peau commence à se réchauffer; le malade pousse des cris plaintifs; puis ces cris deviennent violents, désordonnés; l'agitation des membres devient telle qu'on est obligé d'attacher le malade dans son lit; cette agitation extrême ne permettant pas de pratiquer une saignée, quoique le pouls se fût considé-

rablement relevé, je fais appliquer quarante sangsues aux tempes et à la base du crâne.—Eau gommeuse pour boisson ; potion gommeuse avec addition d'eau de valériane.

1 *heure après midi*. Coma profond ; pouls concentré.

3 *heures du soir*. Le pouls s'est relevé, il est agité ; la peau est brûlante ; l'agitation est presque nulle. — Saignée de 800 grammes ; oxycrat sur le front. — Le sang obtenu est plastique et privé de sérosité.

6 *heures du soir*. Amélioration notable ; intelligence plus libre ; le malade répond à quelques-unes de nos questions, mais avec impatience, et retombe aussitôt dans son état de somnolence ; pupilles moins contractées ; pouls normal. — Lavement purgatif.

8 *heures du soir*. Deux selles ont eu lieu dans le lit depuis l'administration du lavement purgatif. Le malade, dont l'intelligence est plus libre, se plaint d'une vive douleur dans la région frontale ; la face est colorée ; la peau est chaude ; le pouls est plein et fréquent. — Nouvelle saignée de 500 grammes qui donne toujours un sang riche et privé de sérosité.

10 *heures du soir*. Peau moins chaude ; pouls moins dur et moins fréquent ; persistance de la céphalalgie frontale. — Vingt sangsues au front.

23 *mai*, 5 *heures du matin*. Amélioration sensible ; le malade s'entretient de son état avec l'infirmier de garde.

6 *heures* ½ *du matin*. Chaleur normale de la peau ; pouls faible et sans agitation ; intégrité de l'intelligence ; le malade se félicite d'avoir échappé à un grand danger;

cependant la céphalalgie frontale est encore assez vive. — Vingt sangsues au front; oxycrat sur la même région, aussitôt que les sangsues auront cessé de couler.

24 *mai*. La céphalalgie persiste. — Vingt nouvelles sangsues et oxycrat sur le front.

25 *mai*. La céphalalgie a cédé presque complétement, mais la langue est d'un rouge orangé très-vif à la pointe; la soif est plus vive; l'abdomen est ballonné; stupeur; symptômes typhoïdes. — Diète; limonade gommeuse, quatre litres; deux potions gommeuses avec addition de trente grammes d'eau de valériane; cataplasme sur l'abdomen; lavement émollient; oxycrat sur le front.

*Du* 26 *au* 31. Même état; toutefois l'inflammation produite par les cautérisations du dos et par les vésicatoires semble opérer une révulsion favorable, et les symptômes typhoïdes ont peu de gravité.

Le malade, ne trouvant aucune boisson de son goût, demande de la bière; on lui en prescrit avec ordre de l'étendre d'eau.

3 *juin, à* 11 *heures du matin*. Violent accès de fièvre avec ses trois stades bien marqués; le frisson est accompagné d'un tremblement général des membres et du claquement des dents. Je prescris pour le soir, après la terminaison de l'accès, une potion avec six décigrammes de sulfate de quinine et un lavement émollient suivi d'un autre lavement avec un gramme du même sel; cinq décigrammes de sulfate de quinine sont en outre placés sur la peau dénudée par un vésicatoire appliqué à la nuque.

4 *juin*. Même accès, à la même heure. Le malade se plaint de fourmillements et d'engourdissements dans les membres inférieurs.—Deux potions avec six décigrammes de sulfate de quinine, l'une à prendre le soir à neuf heures, l'autre le lendemain à cinq heures du matin ; mêmes lavements. Les jours suivants, l'accès revient à une heure différente, puis le malade en a deux par jour ; puis enfin, les accès deviennent subintrants ; le sulfate de quinine, à la dose de deux grammes et demi par jour, est impuissant. La céphalalgie redevient très-vive ; des symptômes gastriques se manifestent ; ces accidents sont combattus par des applications de sangsues au front et à l'épigastre ; mais sans succès. Des sueurs abondantes affaiblissent le malade qui, le 18 juin, tombe dans un état comateux profond. Décubitus dorsal ; immobilité complète et permanente ; selles et urines involontaires ; abolition des sens. — Mort le 19 juin à huit heures du soir, le 29e jour de l'entrée du malade à l'hôpital.

Autopsie, trente-six heures après la mort, en présence du médecin, du chirurgien en chef, des élèves de l'hospice St.-Charles et de tous les officiers de santé de l'hôpital militaire.

*Aspect extérieur*. Amaigrissement général et considérable ; traces des applications faites pendant la vie. Les membres sont souples et ne conservent aucune rigidité.

*Cavité crânienne*. La dure mère et le feuillet arachnoïdien qui lui adhère n'offrent aucune lésion appréciable. La surface du cerveau, vue à travers le feuillet arachnoïdien viscéral, est parsemée de vaisseaux sanguins gorgés de sang noir; ce sont les vaisseaux de la pie-mère. Sous ce même feuillet, mais seulement à la partie moyenne des lobes supérieurs du cerveau, on aperçoit, de chaque côté, une plaque d'un diamètre irrégulier d'environ quatre centimètres, d'une matière plastique purulente de couleur blanchâtre opaline. Lorsqu'on enlève le cerveau de sa cavité osseuse, un vaste foyer purulent apparaît à sa surface inférieure et se continue jusqu'à la moelle allongée.

En incisant le cerveau, couche par couche, on constate les lésions anatomico-pathologiques suivantes : toute la couche corticale est ramollie; la substance blanche elle-même n'a pas sa consistance normale, et cela, dans toute son étendue; elle offre un aspect jaunâtre; lorsqu'on la presse entre les doigts, on en fait jaillir de nombreuses mais très-petites gouttelettes de sang.

Les deux ventricules moyens contiennent chacun environ 15 grammes de sérosité lactescente.

Les plexus choroïdes sont d'un rouge pâle, signe d'une inflammation chronique.

Le cervelet est sain et de consistance normale.

*Canal rachidien.* Aussitôt après l'enlèvement du cerveau de sa boîte osseuse, la tête étant inclinée en bas, il s'écoule du canal rachidien, par le trou occipital, environ 8 à 10 grammes de sérosité purulente. Le cordon rachidien mis à nu, et les enveloppes de la moelle examinées successivement, voici ce qu'on observe : la dure-mère n'offre aucune trace d'altération; il en est de même du feuillet externe de l'arachnoïde. Au niveau de la cinquième vertèbre dorsale, on aperçoit à travers le feuillet viscéral de l'arachnoïde-rachidienne, une couche plastique, albumineuse, purulente, de deux à trois centimètres d'étendue; vers la dernière vertèbre dorsale, un amas considérable de matière purulente (12 grammes environ) existe sous le même feuillet arachnoïdien.

La moelle est considérablement ramollie là où nous venons de voir des foyers purulents; partout ailleurs, elle a sa consistance normale.

*Cavité thoracique.* Plèvres et poumons sains. Le péricarde contient environ 60 grammes de sérosité limpide; son feuillet cardiaque est recouvert d'un enduit très-mince de matière plastique albumineuse. Le tissu du cœur n'offre rien de remarquable; ses cavités contiennent des caillots sanguins peu considérables, mais consistants et de couleur gelée de groseille brûlée.

*Cavité abdominale.* Estomac : muqueuse ardoisée dans sa grande courbure. Duodénum et jejunum sains. L'iléum offre à sa naissance quelques glandes isolées légèrement hypertrophiées et de la grosseur d'un grain de millet, mais non ramollies. Vers la partie moyenne de cette portion de l'intestin grêle, on trouve deux plaques ulcérées, et plusieurs autres qui ne le sont pas.

Le cœcum et le colon sont parfaitement sains.

Foie volumineux; vésicule remplie de bile pâle.

Tous les autres organes contenus dans l'abdomen sont sains.

## XII$^{e}$ OBSERVATION.

Bor.... ; soldat au troisième régiment de dragons ; vingt-deux ans; forte constitution; tempérament sanguin; est entré à l'hôpital le 2 juin 1841 , à deux heures après midi.

*Causes et circonstances commémoratives.* Renseignements incertains. Jusqu'alors bien portant, ce militaire, qui avait monté à cheval le matin, se plaignit tout à coup, à midi, d'un violent mal de tête; peu d'instans après il perdit connaissance; transporté à l'hôpital le même jour à deux heures, il y arriva dans l'état suivant :

*Symptômes observés à l'hôpital.* Face injectée ; mouvements convulsifs et violents des membres; renversement de la tête en arrière ; trismus ; coma ; abolition des sens ; perte de la parole et de la sensibilité ; dilatation considérable des pupilles ; chaleur normale de la peau; pouls accéléré, plein et rebondissant.

*Prescription.* Saignée immédiate de 800 grammes donnant un sang plastique et privé de sérosité ; quatre vésicatoires (deux aux cuisses et deux aux jambes) avec la pommade de Gondret,

3 *heures du soir.* Je vois le malade et le trouve dans l'état suivant : dents serrées ; déglutition impossible ; face pâle; peau froide ; pouls faible et lent ; cependant l'agitation du malade est telle que quatre hommes ont de la peine à le contenir dans son lit. Les vésicatoires n'ont produit aucun effet; je les fais renouveler ; je fais

appliquer de larges sinapismes aux pieds. Un cautère que j'ai fait faire exprès, et qui consiste en un cylindre de fer, de quinze millimètres de diamètre et de vingt-cinq millimètres de long, fixé à l'extrémité recourbée d'une tige à cautère ordinaire, est rougi à blanc et appliqué six fois sur le trajet de chaque gouttière vertébrale, depuis la colonne cervicale jusqu'à la colonne lombaire. Pendant les premières applications, le malade ne manifeste aucune sensibilité; ce n'est qu'aux dernières qu'il fait quelques mouvements pour se soustraire à la douleur, puis il retombe dans son état comateux primitif.

La peau restant froide, je fais environner le malade de cruchons remplis d'eau bouillante, et je le fais couvrir avec plusieurs couvertures de laine.

La chaleur étant revenue et le pouls s'étant relevé, je fais appliquer vingt sangsues aux tempes et trente à la base du crâne. Jusqu'à sept heures du soir, même état; l'agitation du malade n'a pas permis à toutes les sangsues de prendre; parmi celles qui ont piqué, plusieurs ont été arrachées par le frottement de la tête contre le traversin.

Je parviens à faire avaler au malade quelques cuillerées de potion gommeuse. — Quarante nouvelles sangsues, qui seront appliquées au nombre de dix à la fois et d'heure en heure, alternativement à chaque tempe et sous chaque apophyse mastoïde.

9 *heures du soir*. Même état; constipation. — Lavement purgatif; renouvellement des sinapismes aux pieds.

3 *juin, 4 heures du matin*. — Respiration stertoreuse;

résolution complète des membres.— Mort à sept heures un quart du matin, dix-sept heures après l'entrée de ce malade à l'hôpital.

Autopsie, vingt-cinq heures après la mort.

*Aspect extérieur.* Sujet athlétique, non amaigri.

*Cavité crânienne.* La dure-mère et le feuillet arachnoïdien qui lui est adhérent n'offrent aucune trace d'injection; à travers le feuillet viscéral de l'arachnoïde et à toute la surface du cerveau, on aperçoit, outre les nombreux vaisseaux de la pie-mère qui sont injectés, une couche plastique albumino-purulente, d'un blanc opalin; cette matière est surtout abondante dans les anfractuosités du cerveau; on ne la trouve pas en aussi grande quantité à la face inférieure de ce viscère que dans les précédentes autopsies.

La pulpe cérébrale présente sa couleur et sa consistance normales; elle est légèrement sablée par quelques gouttelettes de sang.

Les ventricules latéraux contiennent environ huit grammes de sérosité albumineuse.

Le cervelet est dans l'état normal.

*Canal rachidien.* Entre les deux feuillets de l'arachnoïde-rachidienne il existe environ 40 grammes de sérosité albumineuse. La dure-mère et le feuillet arachnoïdien qui lui adhère n'offrent rien d'anormal.

L'arachnoïde rachidienne est seule injectée; à travers son tissu, on voit une infinité de petits vaisseaux capillaires appartenant à la pie-mère, injectés, les uns de sang rouge et ressemblant à de petites branches très-fines de corail, les autres de sang noir.

La moelle n'est point altérée dans son tissu.

*Cavité thoracique.* Plèvres saines ; poumons crépitants et sains. Le péricarde contient environ quinze grammes de sérosité limpide ; son tissu n'est point altéré. Le ventricule gauche du cœur renferme une grande quantité (125 grammes au moins), de sang noir et épais ressemblant à de la gelée de groseille brûlée. Dans l'oreillette gauche, on trouve une concrétion fibrineuse allongée, noirâtre, qui pénètre dans la veine pulmonaire.

Les cavités droites contiennent une moins grande quantité de sang. Les gros vaisseaux sont vides.

*Cavité abdominale.* Péritoine, estomac et duodenum sains; mais depuis le commencement du jejunum jusqu'à l'ouverture du cœcum dans le colon, on observe, sur la muqueuse, une éruption psorentérique remarquable par l'innombrable quantité de petits points miliaires blanchâtres uniformément répandus à la surface de cette muqueuse, laquelle a conservé sa couleur et sa consistance normales.

Le colon est sain.

Plusieurs ganglions mésentériques sont tuméfiés, mais non enflammés; leur tissu, incisé, est d'un blanc mat.

Tous les autres organes contenus dans l'abdomen sont dans l'état normal.

## XIIIe OBSERVATION (1).

Melle E....; dix-neuf ans ; d'un tempérament sanguin ; d'une forte constitution ; appartenant à la classe élevée de la société ; ordinairement bien portante ; fut atteinte d'une Encéphalo-méningite dans les premiers jours de juillet 1841.

*Causes et circonstances commémoratives.* Mlle E... habite un appartement très-sain dans une maison isolée et environnée de jardins. Depuis quelque temps, cette demoiselle, désireuse d'apprendre la valse, se livrait chaque jour à cet exercice d'une manière immodérée. Des maux de tête commencèrent à se faire sentir le 3 juillet. Quoique l'appétit ne fût pas diminué, les digestions étaient pénibles. Le 5 juillet, après le déjeûner, Mlle E... se sentit mal à l'aise ; elle éprouva des frissons ; la céphalalgie devint plus violente ; des nausées survinrent, et furent bientôt suivies d'un vomissement de matières alimentaires mêlées de bile. La nuit fut calme.

*Le 6 juillet, à 7 heures du matin.* Mêmes frissons ; même céphalalgie. M. SIMONIN père, médecin de la famille de la jeune personne qui fait le sujet de cette observation, ayant été appelé, remarqua sur la peau de cette demoi-

(1) Cette observation est d'autant plus intéressante, que toutes les circonstances nous ont favorisé pour la rendre complète.

selle un commencement d'éruption érythématique et pensa qu'une fièvre éruptive pouvait être sur le point de se développer. D'un autre côté, d'après ce qui s'était passé précédemment, on pouvait avoir affaire à une fièvre intermittente. Dans l'impossibilité de porter un jugement définitif sur la nature de la maladie, M. SIMONIN se contenta de prescrire de la limonade et un bain de pieds, se proposant de revenir dans la soirée voir la malade.

Vers neuf heures du matin, Mlle E... eut un vomissement de matière muqueuse, mêlée de bile verdâtre; la céphalalgie devint très-violente, et, à dix heures, le délire survint: la malade prononçait, sans interruption, des mots sans liaison entre eux et s'agitait continuellement dans son lit. Effrayé de cet état et craignant que sa fille ne fût atteinte d'Encéphalo-méningite, le père de cette jeune personne, que des raisons de service avaient amené à l'hôpital militaire, où il avait été témoin de quelques-uns de mes succès, me fit prier de passer chez lui le plus tôt possible, sans me dire pourquoi; j'arrivai chez lui à onze heures et demie du matin, et voici ce que j'observai.

*Symptômes observés lors de ma première visite.* La malade est encore en proie au délire et à une agitation violente des membres; la face est colorée; les paupières supérieures sont abaissées; les dents serrées; dilatation des pupilles qui sont insensibles à l'action de la lumière; la peau a une température un peu plus élevée que dans l'état normal; pouls dur, assez plein, mais peu accéléré : la malade ne répond à aucune des questions que je lui adresse ; elle ne semble pas m'entendre ; je ne puis obtenir, non plus, de voir la langue, à cause du serrement des mâchoires. L'abdomen est souple, non tendu ; en pinçant fortement la peau, dans plusieurs parties du corps, on n'obtient de la malade aucune manifestation de sensibilité. Tout à coup le délire cesse ; un coma profond lui succède ; la face pâlit, devient bouffie ; les lèvres se décolorent ; la peau se refroidit ; la respiration est irrégulière ; le pouls est lent et filiforme ; les pupilles de plus en plus dilatées sont complétement insensibles à l'action de la lumière. Le décubitus est constamment dorsal. Je ne pus dissimuler le danger, et je priai la famille de cette demoiselle d'envoyer chercher immédiatement M. SIMONIN père, médecin traitant ; on donna en outre l'ordre d'appeler deux autres médecins, MM. EDMOND SIMONIN et de Schacken ; mais comme il n'y avait pas, en présence d'un tel danger, une seconde à perdre, en attendant ces Messieurs, j'appliquai deux sinapismes aux pieds, et je fis environner les extrémités inférieures de cruchons remplis d'eau bouillante; le pouls ne tarda pas à se relever ; j'en profitai pour pratiquer une saignée du bras qui me donna 750 grammes d'un sang plastique presque complétement privé de sérosité ; la respiration était tellement irrégulière et incomplète que le sang changea trois fois de couleur pendant la saignée, en passant du noir au rouge *et vice versâ.*

Après cette saignée, l'agitation devint tellement violente que nous fûmes obligés d'attacher la malade dans son lit, et, malgré cela, quatre personnes pouvaient à peine l'y maintenir; la face devint bleuâtre; puis une résolution complète succéda à cette agitation. M. Edmond Simonin étant arrivé sur ces entrefaites, constata l'état de la malade, et nous convînmes d'appliquer immédiatement deux ventouses scarifiées à la nuque. Les scarifications ne provoquèrent aucune manifestation de sensibilité ; ce fut pour moi le signe le plus positif d'une Encéphalo-méningite. M. Edmond Simonin fut frappé comme moi de cette insensibilité à des scarifications aussi profondes. Nous nous retirâmes dans une pièce à part, et, en présence du danger imminent que courait la malade, nous reconnûmes la nécessité d'agir d'une manière énergique. Je parlai à M. Edmond Simonin de la cautérisation sur le trajet du rachis; mais je ne dissimulai pas la répugnance que j'avais à employer ce moyen sur une jeune personne.

Mon collègue me fit observer avec résolution qu'en présence d'un tel danger on ne devait reculer devant aucun moyen, que la première chose à faire était de sauver la malade. Je n'hésitai plus ; nous fîmes appeler le père, nous lui communiquâmes nos inquiétudes sur l'état de sa fille; je lui déclarai qu'elle était véritablement atteinte d'une Encéphalo-méningite, et que nous venions de reconnaître, M. Edmond Simonin et moi, qu'un moyen énergique pouvait seul la sauver, que j'avais proposé la cautérisation, qu'elle était acceptée, mais que nous lui demandions son consentement. Le malheureux père justement effrayé, nous déclara qu'il nous abandonnait sa fille avec toute confiance. N'ayant point de cautères à ma disposition, je fis rougir deux fers à relever les plis des bonnets ; nous fîmes sortir la mère et les sœurs de la chambre de la malade, et j'appliquai à celle-ci douze cautères, six dans chaque gouttière vertébrale, à partir de la première dorsale (afin de ménager le col) jusqu'aux lombes.

La malade fut insensible aux premières cautérisations, mais les dernières lui arrachèrent des cris. Comme j'avais envoyé chercher de la pommade de Gondret, de la glace, du son et des vessies, nous appliquâmes quatre vésicatoires, deux aux jambes et deux aux cuisses; puis, de la glace cassée par fragments fut mêlée à du son dont on avait rempli à moitié une vessie, et celle-ci fut placée sur le front. La malade continua à s'agiter violemment dans son lit; nous cherchâmes à la faire boire ; mais les dents fortement serrées s'y opposèrent.

A une heure, MM. Simonin père et de Schacken arrivèrent et visitèrent la malade, après quoi nous nous retirâmes dans une pièce particulière pour conférer entre nous.

M. Simonin père nous raconta ce qu'il avait observé antérieurement (je l'ai dit plus haut), je racontai moi-même ce que je venais d'observer, ce que j'avais cru devoir faire immédiatement, et ce que nous avions fait de concert, M. Edmond Simonin et moi. La discussion fut assez longue, le diagnostic paraissait douteux pour quelques-uns de nos collègues, et les moyens employés parurent au moins violents; mais l'expérience était en ma faveur.

Craignant d'avoir affaire à une fièvre intermittente pernicieuse, à laquelle se mêleraient quelques symptômes hystériques, ces Messieurs proposèrent d'attendre jusqu'à six heures et demie du soir pour bien asseoir le diagnostic. Nous nous bornâmes à prescrire, pour le moment, une potion composée de 125 grammes d'infusion de valériane; 15 grammes d'eau de laurier cerise; 30 grammes de sirop de fleurs d'oranger et six gouttes d'éther. Cette potion devait être prise par cuillerées à bouche, de demi-heure en demi-heure.

6 *heures et demie du soir*. Nous nous réunîmes près de la malade. Quoique les sinapismes n'eussent déterminé aucune rougeur aux pieds, et que des quatre vésicatoires un seul eût produit l'effet désiré, cependant une vive réaction s'était opérée; la face était colorée; la peau chaude, et le pouls plus plein et plus accéléré. Du reste, tous les autres symptômes décrits plus haut persistaient. Il en est un auquel on apporta une attention toute particulière, c'est le renversement de la tête en arrière.

Dans la consultation qui eut lieu entre les trois médecins cités plus haut et moi, il ne fut plus question de fièvre intermittente pernicieuse; il était évident, d'ailleurs, que l'encéphale était le siége d'une affection grave. La prescription suivante fut faite d'un commun accord: — sangsues en permanence à la base du crâne, trois de chaque côté, de deux en deux heures; faciliter l'écoulement du sang par le lavage fréquent des piqûres ; entretenir la malade dans une atmosphère tempérée et dans une demi obscurité; continuation du froid sur la tête ; et application d'un nouveau vésicatoire à la jambe gauche ; envelopper les pieds dans de la ouate et du taffetas ciré ; cruchons d'eau chaude aux pieds ; eau gommeuse pour boisson; même potion; 15 centigrammes de calomel toutes les heures.

Pendant la nuit, que je passai près de la malade, j'appliquai successivement vingt-quatre sangsues en quatre fois ; chaque émission sanguine produisait un résultat favorable ; une rémission marquée avait lieu après chaque application. Le vésicatoire produisit l'effet désiré; le calomel fut pris régulièrement, malgré la répugnance de la malade, mais seulement depuis minuit, heure à laquelle il nous fut permis, pour la première fois, d'introduire une cuillerée d'eau gommeuse dans la bouche. Bientôt la malade put boire avec un verre. Cependant de trois en trois heures, il se manifesta une réaction bien marquée; l'agitation était plus violente ; la face plus colorée ; la peau plus chaude ; la soif plus vive ; le pouls plus relevé. A cette réaction succédait la pâleur, l'abattement, le refroidissement de la peau et la petitesse du pouls ; et, pour qu'on ne pense pas que ces derniers phénomènes étaient dus à l'écoulement du sang, je dirai de suite que, pendant toute la période aiguë de la maladie, les mêmes réactions se manifestèrent. Emissions d'urine involontaires.

*7 juillet, 6 heures et demie du matin.* Nouvelle réunion médicale. L'amélioration obtenue depuis hier consiste dans quelques signes d'intelligence donnés par la malade, dans la dilatation moins grande des pupilles, et dans la facilité de la déglutition.

Les cautères du dos sont entourés d'un cercle érythématique qui gagne tout l'épiderme situé entre les parties cautérisées, lesquelles sont le siége d'un travail inflammatoire bien manifeste.

*Prescription.* Mêmes conditions hygiéniques, boisson et potion ; continuation du froid sur la tête, de la ouate et des cruchons chauds aux pieds ; douze sangsues à la partie interne et supérieure des cuisses; un demi-lavement émollient avec addition de 15 grammes d'eau de laurier cerise.

*A midi.* Nouvelle réunion : la malade a été beaucoup plus calme après l'application des sangsues ; mais bientôt une nouvelle exacerbation survient; elle est accompagnée d'une violente agitation ; répugnance invincible pour le calomel.—Dans la potion précédente, on élève à 30 grammes la dose d'eau de laurier cerise.

6 *heures et demie du soir.* Le décubitus dorsal est constant; la malade est abattue; la face est pâle; la tête est plus fortement renversée en arrière; peau brûlante au tronc et aux membres ; pouls petit, nerveux, dur, à cent quinze pulsations. Aucun son n'est articulé ; l'audition n'est cependant pas complétement abolie. On supprime l'administration du calomel, dont la malade a pris 15 décigram-

mes en dix-huit heures, sans qu'aucune selle ait été obtenue. Deux piqûres de sangsues, au col, donnent du sang dont on entretient l'écoulement. — Même traitement.

8 *juillet*. M. Edmond Simonin a passé la nuit à côté de la malade ; cette nuit a été très-agitée; crachement fréquent d'une mousse blanchâtre et mouvements des lèvres comme cela a lieu dans l'action de fumer la pipe. La famille est très-effrayée de ce crachement spumeux ; on m'envoie chercher à trois heures du matin. Quoique le pronostic porté la veille par tous les médecins eût été fâcheux, ce crachement pouvant résulter de l'effet du calomel, nous résolûmes, M. Edmond Simonin et moi, de ne rien ajouter, pour le moment, à ce qui avait été prescrit la veille. La peau est sèche et brûlante ; les pupilles insensibles à l'action de la lumière ; la malade n'a pas recouvré la parole ; la sensibilité de la peau est fort obtuse; deux émissions volontaires d'urine dans la nuit et deux selles, dont une de matières demi-consistantes.

6 *heures du matin*. Un ecclésiastique appelé près de la malade, parvient à fixer son attention en lui parlant à très-haute voix. Tout à coup, Mlle E... ouvre les yeux ; reconnaît les personnes qui l'environnent et répond avec lucidité à toutes les questions qu'on lui fait ; elle nous en adresse elle-même quelques-unes ; mais il est certains mots qu'elle cherche et qu'elle ne trouve qu'avec peine. Bientôt après ce premier effort d'attention, la malade retombe dans l'accablement, mais la face est calme ; la chaleur de la peau est modérée ; le pouls est moins accéléré.

6 *heures et demie du matin.* Nouvelle consultation; l'état ci-dessus indiqué est constaté; la malade vient de vomir un peu d'eau de groseille qu'on lui avait fait boire; la langue est large, plate et recouverte d'un enduit blanchâtre; les gencives sont saines; le crachement persiste, mais à un moindre degré; le travail inflammatoire continue sur tout le trajet cautérisé du rachis; les vésicatoires commencent à suppurer. La malade, fatiguée des efforts d'attention qu'elle vient de faire, ne répond qu'avec impatience à quelques-unes des questions qu'on lui adresse. — Lotions d'oxycrat chaud sur les membres et les lombes au moyen d'une éponge; on essuiera promptement les parties lavées avec un linge chaud; on placera des cruchons d'eau chaude à la partie externe de chaque jambe; on recouvrira les membres inférieurs d'un édredon; on fera boire à la malade une légère infusion de tilleul chaude, le tout pour provoquer la transpiration.

*A midi.* M. Simonin père et moi voyons la malade. On n'a fait qu'une seule lotion vinaigrée, la transpiration s'étant établie immédiatement; la peau est dans un bon état de moiteur; le pouls est calme, régulier, peu fréquent et plus souple que le matin; l'intelligence est complète; la malade soutient une conversation suivie; s'exprime avec justesse, mais avec un peu d'exaspération; elle manifeste un vif désir de boire du lait froid; elle est prête à se révolter si on le lui refuse. — Nous accordons les deux tiers d'une tasse à café d'eau sucrée tiède avec addition de deux cuillerées à café de lait; la malade se plaint de n'en avoir pas assez et boit le tout avec avidité. — Continuation du mélange de glace et de son sur la tête; même boisson, alternée avec un peu d'eau lactée; entretenir la transpiration.

6 *heures* $1/2$ *du soir*. La peau est sèche et chaude, il n'y a plus de moiteur; le crachement spumeux a complétement cessé; les idées sont moins nettes; il y a tendance à l'assoupissement; la tête est plus fortement renversée en arrière; la langue est légèrement rouge à la pointe et sur les bords; l'épigastre est douloureux à la pression; la soif est très-vive; le pouls est petit, mais agité. — Eau gommeuse tiède; lotions vinaigrées sur les membres; cataplasmes et cruchons chauds aux pieds; continuation du froid sur la tête.

9 *juillet*, 6 *heures du matin*. La malade a été toute la nuit alternativement agitée et assoupie, elle a eu quelques rêvasseries; ses idées n'ont pas toujours été très-nettes; elle a éprouvé du ténesme; plusieurs fois elle a demandé le bassin sans pouvoir rien expulser; après quoi elle a eu deux selles peu abondantes, liquides, noirâtres et fétides. A notre arrivée, la tête est toujours renversée en arrière; la peau est chaude et sèche; le pouls plus développé et plus fréquent que la veille; la malade est assoupie, il faut lui parler à haute voix pour la tirer de cet état, et pour en obtenir une réponse; les pupilles sont contractées et sensibles à l'action de la lumière. Après dix minutes d'attente, la malade se réveille complétement et nous rend compte de son état avec luci-

dité; elle se rappelle parfaitement tout ce qu'elle a éprouvé antérieurement à la première visite que je lui ai faite; elle se rappelle aussi tout ce qui s'est passé depuis la matinée du 8 juillet; mais elle n'a aucun souvenir de ce qui lui est arrivé depuis le 6 à neuf heures, jusqu'au 8 à six heures du matin; c'est une page qui, pour elle, a été déchirée de son histoire.

La soif est très-vive; la malade persiste à demander du lait; elle se plaint d'une violente céphalalgie frontale, de douleurs dans le trajet du rachis et dans les jambes; la langue est toujours rouge à la pointe et sur les bords; l'épigastre est douloureux au toucher; les escarres produites par la cautérisation commencent à se détacher; une assez grande quantité de sérosité suinte sur tout le trajet de la colonne dorsale. — Eau légèrement lactée, alternée avec de l'eau sucrée; douze sangsues et cataplasme à l'épigastre; lotions d'oxycrat chaud sur les membres; continuation du froid sur la tête; lavement émollient; silence et obscurité autour de la malade; atmosphère tempérée.

*Midi.* La malade est très-calme, les sangsues ont peu saigné; M^elle E... dit cependant qu'elles lui ont procuré un grand soulagement et qu'elle a bien moins mal à la tête; la soif est moins vive; la parole est plus libre; les idées sont plus nettes; la peau a sa chaleur naturelle; le pouls est un peu fréquent, mais plus souple; épigastre moins douloureux au toucher; deux selles depuis le matin; elles sont liquides, noirâtres et fétides; l'abdomen est souple, non ballonné. — Même traitement, moins les sangsues.

6 *heures ½ du soir*. Amélioration sensible; la peau a sa chaleur naturelle; le pouls est souple et n'est pas sensiblement agité; il y a encore eu une selle fétide; même état des facultés intellectuelles. — Même traitement.

10 *juillet*, 8 *heures ½ du matin*. La nuit a été très-calme; le sommeil n'a point été agité; la soif a été moins vive. A notre arrivée, nous remarquons chez M^elle^ E.... un peu d'exaspération; sa face est colorée; nous apprenons que cet état est dû à l'impatience avec laquelle la malade nous attendait depuis plus d'une heure. Dix minutes après notre arrivée, tout se calme; le pouls redevient naturel; la face est pâle; la tête n'est plus renversée en arrière; l'épigastre est encore un peu sensible à la pression; l'abdomen est souple, mais la céphalalgie frontale est assez vive, et nous remarquons un peu de loquacité. Il n'y a eu qu'une selle pendant la nuit. — Pansement des cautères qui commencent à suppurer, et des vésicatoires. Les sinapismes, qui d'abord n'avaient produit aucun effet apparent sur les pieds, ont enflammé la peau et soulevé l'épiderme, ce qui nécessite aussi un pansement avec le cérat. — Eau lactée; un quartier d'orange, que la malade demande avec une vive instance; continuation du froid sur la tête.

2 *heures après midi*. La malade se plaint d'un violent mal de tête; la peau est chaude; pouls à cent quatre pulsa-

tions par minute; soif très-vive; langue sèche, très-rouge à la pointe et sur les bords; épigastre douloureux; ventre un peu ballonné; la malade exprime le désir qu'on lui applique des sangsues à l'épigastre. — Même traitement; lavement émollient.

6 *heures* 1/2 *du soir*. Deux selles ayant eu lieu depuis notre dernière visite, et des gaz ayant été rendus, l'abdomen n'est plus ballonné; même état de la langue; peau toujours chaude; pouls à cent douze pulsations; la fosse iliaque gauche et l'épigastre sont toujours douloureux au toucher; cris plaintifs; céphalalgie très-vive dans la région frontale; tendance à l'assoupissement; même désir d'une application de sangsues. — Dix sangsues et cataplasme à l'épigastre; lavement émollient; continuation de tous les autres moyens.

11 *juillet*, 6 *heures* 1/4 *du matin*. La malade a passé une nuit assez calme; la céphalalgie a diminué; peau moins chaude; pouls à cent six pulsations; langue humide et moins rouge; soif modérée; épigastre presque insensible; abdomen légèrement ballonné. — Diète; eau gommeuse; cataplasme sur l'abdomen; lavement émollient; continuation du froid sur la tête et des cruchons chauds aux pieds.

6 *heures* 1/2 *du soir*. Même état. — Même traitement.

12 *juillet*, 8 *heures* 1/2 *du matin*. La veille à notre visite du soir, nous avions enlevé la vessie contenant le mélange de son et de glace, placée sur la tête, mais un quart d'heure après, le front étant devenu brûlant, nous avions

replacé la vessie sur le front ; il en est résulté une réaction brusque qui a occasionné à la malade une sensation de froid général qui a duré trois heures ; il n'y a pas eu de transpiration ; mais à la sensation de froid a succédé une abondante selle liquide et jaunâtre. La malade a eu très-soif pendant toute la nuit ; elle n'a presque pas dormi. Douleur vive se prolongeant de la tête à la région cervicale ; peau un peu chaude ; pouls à cent dix pulsations ; langue dans le même état qu'hier, la soif est vive ; tout l'abdomen est ballonné et douloureux au toucher.

Toute la surface cautérisée est en suppuration ; les escarres, qui commencent à se détacher, sont superficielles. L'épiderme des pieds est enlevée dans une grande étendue ; une abondante suppuration a lieu aussi de ce côté ; on panse avec le cérat. — (Les accidents qui se sont manifestés du côté des voies digestives doivent, selon moi, être attribués à la grande quantité de calomel qui a été prise par la malade). — Diète ; eau gommeuse pour boisson ; vessie remplie d'eau froide sur le front ; on renouvellera souvent l'eau ; cataplasme sur l'abdomen ; lavement émollient.

6 *heures ½ du soir*. Calme parfait toute la journée ; trois heures de sommeil ; deux selles liquides ; souplesse du ventre ; langue humide et moins rouge ; plus de céphalalgie ; pouls à cent pulsations. — L'eau gommeuse dont la malade ne se soucie plus est remplacée par un infusé de réglisse ; du reste, même traitement.

13 *juillet*, 8 *heures ½ du matin*. La nuit a été

très-calme ; la malade a dormi près de sept heures; intégrité complète des facultés intellectuelles ; peau à la température naturelle ; pouls à cent pulsations ; point de céphalalgie ; souplesse de l'abdomen ; langue presque naturelle; soif modérée; la malade manifeste un vif désir d'obtenir quelques aliments. Les escarres du dos sont tombées ; la suppuration est abondante ; les pieds suppurent également.

*Prescription.* Trois ou quatre demi-tasses de bouillon de poulet dans la journée; eau gommeuse pour boisson ; cataplasme sur l'abdomen ; lavement émollient; suppression de l'eau froide sur le front.

Les jours suivants, quelques accidents se sont renouvelés du côté des voies digestives et ont été combattus avec succès par les moyens précédemment employés; plusieurs petits phlegmons se sont développés sur différentes parties du corps ; l'un d'eux, plus volumineux que les autres, situé au-dessous de l'apophyse mastoïde du côté gauche, a dû être ouvert avec la lancette. Le mieux s'est ensuite confirmé irrévocablement. L'alimentation a été progressivement augmentée. Le 1er août, la malade mangeait deux potages, un aile de volaille et du pain.

Depuis cette époque, aucun accident n'est survenu. Mademoiselle E... a passé la belle saison à la campagne où elle n'a pas éprouvé la moindre indisposition; elle est revenue à Nancy au mois de novembre, dans le plus parfait état de santé.

## XIVe OBSERVATION.

Rouil....; vingt-deux ans ; tempérament sanguin-lymphatique ; fortement constitué ; au service depuis le 16 septembre 1840; est entré à l'hôpital le 16 juillet 1841, à deux heures du matin.

*Causes et circonstances commémoratives.* Tous les renseignements pris sur cet homme, tendent à prouver qu'il était très-sobre, et que sa conduite au corps était exemplaire. Depuis plusieurs mois, il se livrait à l'exercice violent de la voltige (1). Dans la journée du 14 juillet, en revenant de l'exercice, il se plaignit de violents maux de tête, de douleurs à l'épigastre et dans l'abdomen; la veille, pendant les évolutions de cavalerie, l'épigastre avait frappé violemment contre le pommeau de la selle ; il en était résulté une contusion assez violente ; le malade dit à cette occasion à ses camarades que la voltige le fatiguait, qu'il devrait bientôt y renoncer. Dans la soirée, il eut quelques vomissements. A minuit il perdit tout à fait connaissance. A une heure du matin, le chirurgien aide-major fut appelé à la caserne, où il trouva le malade dans un état complet d'insensibilité; les pupilles étaient dilatées et immobiles; peau froide, pouls plein, mais d'une lenteur remarquable. Voilà tous les renseignements que j'ai pu recueillir.

(1) Voir la note de la page 16, 4e observation.

*Symptômes observés à l'hôpital.* Ce militaire arriva à l'hôpital à deux heures du matin; on me fit prévenir et j'y arrivai moi-même à deux heures et demie. Il venait de mourir. Le chirurgien de garde avait constaté l'état indiqué plus haut; il avait pratiqué une saignée et avait obtenu 500 grammes d'un sang plastique et privé de sérosité; le malade avait expiré immédiatement après.

AUTOPSIE faite trente heures après la mort, en présence de tous les officiers de santé de l'hôpital militaire, de MM. SIMONIN père et fils et de Schacken, médecins avec lesquels je voyais à cette époque la malade qui fait le sujet de l'observation précédente.

*Aspect extérieur.* Sujet fortement constitué, non amaigri.

*Cavité crânienne.* Exsudation albumineuse entre le feuillet cérébral de l'arachnoïde et la pie-mère dont les vaisseaux sont fortement injectés ; cette couche albumimineuse s'étend uniformément à toute la surface des lobes supérieurs.

A la face inférieure du cerveau et en avant de la protubérance annulaire, on trouve une collection purulente d'environ huit grammes; c'est également entre l'arachnoïde et la pie-mère que se trouve cette collection.

La couche corticale du cerveau a sa consistance normale; mais la partie centrale de ce viscère a évidemment une densité plus considérable que dans l'état ordinaire; en pressant le tissu du cerveau, on en fait sortir une multitude de gouttelettes de sang.

Les ventricules latéraux contiennent chacun huit à dix grammes de sérosité rougeâtre.

Les plexus choroïdes sont fortement injectés.

Le cervelet est ramolli du côté gauche, et induré du côté droit.

*Canal rachidien.* Entre les deux feuillets de l'arachnoïde, il existe environ 75 grammes de sérosité troublée par des flocons albumineux.

A toute la surface de la pie-mère rachidienne, dont les vaisseaux sont injectés, on observe l'exsudation albumineuse que nous venons de trouver à la surface du cerveau. Au niveau de la cinquième vertèbre dorsale, on rencontre une collection purulente d'environ 4 à 5 grammes; en regard de cette collection, la moelle est ramollie ; près de la queue de cheval, elle offre, au contraire , une consistance anormale bien marquée et qu'on peut comparer à celle du caoutchouc desséché.

*Cavité thoracique.* Plèvres et poumons sains ; le péricarde n'est point altéré, mais il contient environ 30 grammes de sérosité limpide. Le cœur est à l'état normal; ses cavités ne contiennent qu'une faible quantité de sang spumeux.

*Cavité abdominale.* L'estomac contient une assez grande quantité de matières alimentaires, parmi lesquelles on remarque des fragments de carotte non digérés. Une vaste ecchymose, de couleur noirâtre, occupe toute la surface de la muqueuse gastrique; cette ecchymose s'explique par la contusion de l'épigastre contre le pommeau de la selle, contusion dont nous avons parlé plus haut.

Le duodenum et le jejunum sont sains. A toute la surface de l'iléum, on observe une psorentérie bien marquée; chaque petite glande, de la grosseur d'un grain de millet et de la couleur ordinaire de la muqueuse, offre un petit point noir à son centre. Cette éruption existe également, mais d'une manière bien plus discrète, à la surface de la partie supérieure de la muqueuse du colon.

On observe aussi à la partie inférieure de l'iléum, quelques plaques dont deux offrent un commencement d'ulcération.

Le foie est sain ; la vésicule contient quinze petits calculs trapéziformes de la grosseur d'une petite noisette; ces calculs sont très-friables ; leur surface est lisse et blanchâtre; l'intérieur est d'un jaune foncé.

Tous les autres organes contenus dans l'abdomen sont sains.

## XVe OBSERVATION.

Jam....; 3e régiment de dragons; vingt-deux ans ; sanguin; fortement constitué; arrivé au corps seulement depuis six semaines, est entré à l'hôpital le 7 août 1841 , à cinq heures du soir.

*Causes et circonstances commémoratives.* Ce militaire exerçait, avant son entrée au service, la profession de maréchal-ferrant; franc-comtois d'origine et désireux de faire preuve de zèle dans son service et de se rendre agréable à ses camarades , il ne reculait devant aucune corvée pénible ; au commencement d'août, et par une grande chaleur, il se fatigua plus que de coutume ; depuis quelques jours, il éprouvait une sorte de brisement des membres, une fatigue générale ; l'appétit était moins vif.

*Le 7 août*, vers midi, il éprouva une céphalalgie qui devint si rapidement violente qu'elle le força à se mettre au lit ; il y resta pendant quelques heures, plongé dans l'abattement le plus complet avec tendance à l'assoupissement ; à quatre heures, il perdit tout à fait connaissance ; puis survint le délire et une agitation violente et convulsive des membres ; le chirurgien aide-major vint me prévenir qu'il faisait transporter ce malade à l'hôpital où je me rendis immédiatement ; quatre forts dragons avaient peine à maintenir ce militaire dans une couverture dont on s'était servi pour le transporter.

*Symptômes observés à l'hôpital.* Face pâle et bouffie ; peau froide, surtout aux extrémités ; pouls plein, mais très-lent ; trismus ; renversement de la tête en arrière ; agitation violente des membres ; pupilles fortement dilatées, insensibles à l'action de la lumière ; perte absolue de la sensibilité ; le malade ne répond à aucune des questions qu'on lui adresse.

*Prescription.* Le malade n'était pas encore placé dans son lit que déjà chacun avait préparé ce qui était nécessaire pour un traitement actuellement bien connu ; en moins de cinq minutes, on avait appliqué deux sinapismes aux pieds, quatre vésicatoires aux membres inférieurs ; les cautères étaient placés dans un réchaud contenant du charbon embrasé ; des cruchons pleins d'eau bouillante étaient placés aux pieds du malade. Lorsque celui-ci fut un peu réchauffé, on pratiqua une saignée qui donna 500 grammes d'un sang riche en fibrine et presque entièrement privé de sérosité. Après la saignée, je procédai à l'application des cautères, fortement rougis, sur le trajet de la colonne cervico-dorsale ; le malade ne donna quelques signes de sensibilité que pendant les dernières cautérisations, puis il retomba immédiatement dans un état comateux profond.

A la cautérisation, succéda une transpiration abondante que je recommandai d'entretenir en couvrant convenablement le malade. — Douze sangsues furent immédiatement appliquées à chaque tempe.

*7 heures du soir.* La sensibilité est moins complétement abolie ; lorsqu'on pince fortement le malade ou qu'on le pique avec une épingle, il manifeste par un mouvement la douleur qu'il éprouve, ce qu'il ne faisait pas à son entrée à l'hôpital. Il est toujours fortement agité ; quoique attaché dans son lit, il ne faut pas moins de quatre hommes pour l'y maintenir ; il pousse des cris furieux, n'entend rien de ce qu'on lui dit et ne peut pas boire, attendu que les mâchoires sont toujours fortement serrées. La peau est toujours très-chaude ; le pouls quoique lent est plein et dur. — 20 nouvelles sangsues sous les apophyses mastoïdes ; cruchons chauds aux pieds. Les sinapismes et les vésicatoires ont produit l'effet désiré.

*Minuit.* L'attention du malade étant fixée par une question adressée à très-haute voix, il promène ses regards autour de lui, et manifeste un grand étonnement de se trouver dans cette position ; il rend facilement compte de ce qu'il éprouve et prie le chirurgien de garde de lui ôter la camisole de force, promettant de rester tranquillement dans son lit ; il se plaint d'un violent mal de tête, surtout dans la région frontale. Le malade boit avec avidité l'eau gommeuse qu'on lui présente dans un biberon; après ce premier effort d'attention, il retombe dans son état d'assoupissement comateux.

8 *août, 7 heures du matin.* Même état que ci-dessus ; le malade répond, mais avec impatience, aux questions qu'on lui adresse et retombe aussitôt après dans l'assoupissement. — Diète ; eau gommeuse *ad libitum* ; oxycrat sur le front.

10 *heures du matin.* Les pommettes se colorent ; le pouls devient large et plein ; mais il est toujours peu fréquent et régulier ; la langue est rouge à la pointe ; la soif est vive; l'épigastre n'est point douloureux au toucher ; l'abdomen est souple ; la douleur frontale est plus violente ; l'état comateux persiste. — 10 sangsues sous chaque apophyse mastoïde ; on placera sur le front une vessie à moitié remplie d'un mélange de glace et de son ; continuation des cruchons chauds aux pieds ; lavement émollient.

1 *heure après-midi.* Pouls moins plein ; peau chaude sans être sèche ; soif vive ; la céphalalgie persiste. Une selle solide et abondante.

3 *heures du soir*. Céphalalgie moins violente, elle se borne aux régions sus-orbitaires. — Cinq sangsues à chaque tempe amènent un prompt soulagement.

A 5 heures, le malade se plaint seulement de quelques élancements vers la région occipitale.

8 *heures du soir*. Coloration de la face; élévation du pouls; la céphalalgie frontale se manifeste de nouveau. — 6 sangsues sous chaque apophyse mastoïde; continuation de la glace sur la tête et des cruchons chauds aux pieds; même boisson.

10 *heures du soir*. La céphalalgie a disparu; chaleur normale de la peau; pouls régulier et sans accélération; intégrité des facultés intellectuelles. Le reste de la nuit est calme; 2 heures de sommeil presque sans interruption.

9 *août*. Le mieux observé hier soir se soutient toute la matinée; mais, à midi, la céphalalgie reparaît et s'accroît jusqu'à 5 heures du soir; la face se colore; la peau devient chaude; le pouls, assez plein, donne 80 pulsations par minute; les pupilles restent dilatées; la tête est fortement renversée en arrière. Le malade témoigne de la douleur vers la région lombaire; il ressent en même temps des fourmillements dans les membres inférieurs; deux selles dans la journée.

*Prescription*. Bouillon maigre; eau gommeuse, 4 litres; deux potions gommeuses avec addition de 30 grammes d'eau de valériane; dix sangsues à chaque tempe; six ventouses scarifiées sur la région lombaire; continuation de la glace sur la tête; pansements, avec le cérat, des vésicatoires et des cautères du dos, lesquels exsudent une grande quantité de sérosité.

10 *août.* La céphalalgie n'a pas disparu complétement, seulement elle augmente ou diminue de 3 heures en 3 heures environ; une réaction générale s'opère aux mêmes heures. Pendant la réaction, la peau est chaude; la face est colorée; le pouls est à 70 pulsations; la soif est vive et la langue rouge à la pointe. Les fourmillements dans les jambes persistent, mais à un moindre degré; le renversement de la tête en arrière est moins prononcé; point de selles.—Même prescription, y compris les sangsues, mais moins les ventouses scarifiées; lavement laxatif.

11 *août.* Amélioration notable; une selle a suivi l'administration du lavement; la peau a sa chaleur normale; pouls à 65 pulsations; soif modérée; l'abdomen est souple, non douloureux au toucher. Le malade a eu plusieurs heures de sommeil dans la nuit. — Même boisson et même potion; continuation du froid sur la tête et des cruchons d'eau chaude aux pieds.

12 *août.* Réactions générales constantes et céphalalgie plus violente de 3 en 3 heures. — Même prescription, plus dix sangsues sous chaque apophyse mastoïde. Il est à remarquer que le malade éprouve un tel soulagement après chaque application de sangsues, qu'il provoque, par de vives instances, des applications nouvelles.

13 *août.* La suppuration du dos est abondante; les

bords des plaies sont d'un rouge très-vif; la nuit a été un peu agitée; céphalalgie frontale très-vive ; même état de la peau et du pouls. — Même prescription ; dix sangsues seulement sont appliquées sur le front.

14 *et* 15 *août.* Les réactions deviennent moins fréquentes et perdent de leur intensité; la céphalalgie est légère; les fourmillements dans les jambes ont disparu; le renversement de la tête en arrière persiste. Le malade éprouve seulement une douleur assez vive dans le col de la vessie, à chaque émission d'urine, ce qui est dû, je pense, à l'action des cantharides contenues dans la pommade dont on s'est servi pour panser les vésicatoires ; du reste, les urines sont claires et abondantes ; la soif est modérée. Le malade manifeste le désir d'obtenir quelques aliments. — Deux cuillerées à bouche de crème de riz dans la même quantité de lait. Même boisson et même potion; glace sur la tête; cruchons chauds aux pieds. Cet état se soutient jusqu'au 18 août, époque à laquelle de nouvelles douleurs se font sentir dans la région lombaire; ces douleurs sont profondes et intermittentes ; les accès reviennent plusieurs fois par jour et à des heures indéterminées; dans les intervalles, le malade est parfaitement calme et n'éprouve aucune douleur. Quoique ce militaire conserve assez de force, il maigrit visiblement; cependant son état ne lui inspire aucune inquiétude ; il est gai, se soumet volontiers à tout ce qu'on lui prescrit et va même au devant des prescriptions, qui pourraient hâter sa guérison. Pendant les accès, le pouls s'élève et

acquiert de la plénitude; la face se colore, la peau devient chaude et la céphalalgie reparaît.

Je profite d'un moment d'exacerbation pour faire pratiquer une saignée de 250 grammes ; quatre ventouses scarifiées sont appliquées sur la région lombaire. — Eau gommeuse, 4 litres; glace sur le front; cruchons chauds aux pieds. Le sang tiré de la veine se recouvre d'une couenne très-épaisse, relevée sur ses bords.

*Du* 19 *au* 23 *août*. L'état du malade devient de plus en plus satisfaisant; les accès et les douleurs disparaissent complétement.

24 *août*. Le renversement de la tête est plus prononcé; le malade accuse une vive douleur dans la région cervicale ; cependant le mouvement des membres s'exécute librement. — Vingt sangsues à la nuque.

25 *août*. Même état. — Nouvelle application de vingt sangsues qui, cette fois, produit un soulagement marqué.

26 *août, à midi*. Accès de fièvres avec ses trois stades bien marqués.

27 *août*. Même accès à la même heure.—Pour le soir et pour le lendemain à cinq heures du matin, deux potions contenant chacune six décigrammes de sulfate de quinine.

28 *août*. L'accès fut extrêmement faible ; je prescrivis le sulfate de quinine à la même dose à l'intérieur, mais j'en fis administrer un gramme en lavement.

Les jours suivants, les accès ne reparurent pas; je n'en continuai pas moins, pendant six jours encore, l'administration du sulfate de quinine.

Ce malade éprouva de nouveaux accidents le 15 septembre; à une violente céphalalgie, se joignirent des vomissements de matière bilieuse, sans symptômes gastriques; la région cervicale et le front devinrent douloureux; les pommettes étaient colorées; la peau chaude et le pouls plus plein qu'on ne pourrait le supposer d'après ce qui vient d'être dit. Je n'hésitai pas à faire pratiquer une saignée de 200 grammes, à faire appliquer 10 sangsues au front et 10 à la nuque ; la glace, qu'on avait supprimée depuis quelques jours, fut replacée sur le front ; les pieds furent enveloppés de cataplasmes chauds et environnés de cruchons d'eau bouillante ; j'entretins la liberté du ventre par des lavements huileux. Deux jours après, je fis appliquer un vésicatoire à la nuque, et ces moyens amenèrent enfin une convalescence franche. Le malade fut alimenté progressivement; il obtint un congé de convalescence, et, quoiqu'il eût pu sortir dès les premiers jours d'octobre, je le retins à l'hôpital jusqu'au 17 afin de m'assurer que la guérison était complète et que de nouveaux accidents n'étaient plus à craindre. En effet, à cette époque, Jam .... avait repris une partie de son embonpoint, et jouissait de la plus parfaite santé.

---

Je m'abstiens de rapporter la dernière observation, semblable à celle-ci, et, comme elle, couronnée de succès ; le malade qui en fait le sujet, est un Prussien nouvellement engagé dans la légion étrangère, et qui attendait à Nancy le départ d'un détachement pour l'Afrique.

Outre l'Encéphalo-méningite, ce soldat a été atteint d'une gastro-entérite des plus graves. De nombreux abcès se sont formés aux pieds et à la cuisse gauche. Malgré l'état de marasme où toutes ces affections l'avaient amené, ce malade est parfaitement rétabli ; il est sorti de l'hôpital le 24 mars 1842.

# EXAMEN

ET

# DISCUSSION DES FAITS OBSERVÉS.

Après avoir rapporté les observations recueillies, il convient d'examiner et de discuter séparément chacun des ordres de faits renfermés dans ces observations et de les comparer, quand l'occasion s'en présentera, avec les faits observés antérieurement ; c'est le seul moyen de préparer des conclusions rigoureuses.

Le 1er ordre de faits que nous allons examiner, l'un des moins connus et des moins approfondis jusqu'ici, se rapporte aux causes de la Méningite cérébro-rachidienne et de l'Encéphalo-méningite.

## DES CAUSES.

Dans le travail dont j'ai parlé plus haut, M. Faure ne donne point, comme je l'ai fait, des renseignements particuliers sur les causes qui ont pu déterminer la maladie chez chaque individu ; c'est seulement après avoir rapporté ses observations, et dans l'examen qu'il fait des divers ordres de faits observés, à l'article *Etiologie*, qu'il discute les causes d'une manière générale. Après avoir démontré leur obscurité, et admis la constitution sanguine comme une des causes prédisposantes les plus constantes, ainsi que l'âge de 20 à 22 ans, il admet comme causes déterminantes : 1° les vicissitudes atmosphériques; 2° les fatigues musculaires, mais à une époque éloignée de l'invasion de la maladie; 3° et, seulement pour quelques cas, la respiration d'un air insalubre. Mais comme des militaires placés dans les meilleures conditions hygiéniques, sous ce rapport, ont été également frappés, et en grand nombre, il s'ensuit que l'empoisonnement miasmatique ne peut être considéré comme une cause déterminante de l'Encéphalo-méningite.

M. le docteur Gasté, au contraire, dans le travail cité au commencement de ce Mémoire, entre dans de grands développements pour prouver que la maladie dont il s'agit est due à un empoisonnement miasmatique; si je ne m'étais pas imposé l'obligation d'être aussi bref que possible, il me serait facile de réfuter les arguments d'un homme qui, du reste, ne parle qu'avec une conviction profonde; mais qu'il me suffise de dire qu'il est d'observation générale, que les maladies provenant d'un empoisonnement miasmatique produisent le plus souvent des symptômes adynamiques, une altération dans la couleur et la densité du sang, lequel est ordinairement noir, plus ou moins trouble et très-fluide; tandis que, dans la maladie qui nous occupe, non-seulement nous ne voyons point de symptômes adynamiques, mais le sang est constamment rouge, après son exposition à l'air et très-plastique.

Je suis en outre fondé à repousser l'opinion de M. Gasté par mes observations particulières. Ce que je vais dire des différentes causes fera voir si je suis dans le vrai.

## CAUSES PRÉDISPOSANTES.

Tous les malades observés par moi ont offert la constitution sanguine ,souvent au plus haut degré.

Par rapport à l'âge , sur les 28 observations , il se trouve 16 malades âgés de 18 à 22 ans; 11 , de 23 à 27 ans; un seul de 30 ans. Sur 15 militaires dont on a constaté l'arrivée au corps, 4 avaient moins de six mois de service, 9 de six mois à un an, et deux plus d'un an.

On peut donc indiquer comme causes prédisposantes : l'incorporation récente des jeunes soldats et le peu d'habitude des exercices militaires. Il faut observer aussi que c'est parmi les soldats arrivés au corps depuis moins d'un an que se trouve le plus grand nombre de cas graves; puisqu'on compte dix malades de la deuxième catégorie parmi les quinze dont l'entrée au service a été constatée. Cette circonstance correspond aussi à l'âge de 18 à 22 ans.

## CAUSES DÉTERMINANTES.

Chez sept malades , les informations recueillies sont trop incertaines pour que je me hasarde à les rapporter.

L'insolation paraît avoir déterminé l'affection du

sujet qui fait l'objet de la neuvième observation, mais ce malade venait de Metz, et je n'avais aucun renseignement sur ses antécédents; je ne pourrais donc affirmer que l'insolation ait été la seule cause de sa maladie.

Le refroidissement, après l'insolation, a déterminé la maladie chez deux sujets.

Les fatigues musculaires répétées périodiquement depuis plusieurs jours et le refroidissement succédant à un violent exercice, se trouvent signalés dans 14 observations sur 28; c'est-à-dire dans presque tous les cas où il nous a été permis de recueillir des renseignements exacts; voyez surtout la treizième observation, qu'il nous a été permis de receuillir avec tant d'exactitude.

Ces circonstances apparaissent d'une manière si constante qu'il est impossible de ne pas insister sur le rôle qu'elles jouent dans la production de la maladie qui nous occupe; ce sont elles qui en expliquent le développement de la manière la plus satisfaisante; on conçoit, en effet, que chez des individus sanguins, fortement constitués, comme ceux que nous avons observés, le cœur, très-musculeux, envoie, par suite d'un exercice violent, des flots de sang dans toutes les directions; ce sang reflue surtout vers les cavités splanchniques; mais, de toutes ces cavités, celles où sont contenues le cerveau et la moelle sont les moins mobiles; c'est là que le liquide sanguin séjourne le plus longtemps et qu'il produit des congestions. Que ces congestions soient répétées et nous verrons apparaître dans l'encéphale des phénomènes inflammatoires et tous les accidents dont ils sont la suite. La production constante, et j'oserais dire primitive, de ces phénomènes dans la pie-mère s'explique aussi par l'extrême vascularité de cette membrane, et il est très-probable, comme nous l'avons déjà fait pressentir, que l'encéphalite a toujours été, ici, consécutive à l'affection de la pie-mère.

Quant aux vicissitudes de la température, il me serait impossible d'assigner ici le rôle qu'elles ont pu jouer; car, du 1er janvier au 7 août, bien des conditions atmosphériques se sont présentées, et sous toutes ces conditions, j'ai reçu des malades; seulement je ferai observer que, depuis le commencement de mai jusqu'à la fin de juillet, l'atmosphère a été fréquemment chargée d'électricité; que la chaleur, sans être très-élevée, a été souvent accablante; et que les variations brusques de température ont été assez fréquentes.

On objectera sans doute que ces mêmes causes se rencontrent fréquemment sans produire les mêmes effets; cela est vrai; mais il est d'autres causes inconnues qu'on ne peut cependant nier; ce sont celles qui impriment à toutes les maladies épidémiques le cachet de leur spécialité, et, malgré notre ignorance sur la nature de ces causes, nous sommes cependant bien obligés de les admettre.

Quant aux causes infectantes, aucune de mes observations ne m'a fourni la preuve qu'elles aient eu la moindre influence sur le développement des Encéphalo-méningites. Toutes les casernes de Nancy sont dans de bonnes conditions hygiéniques, et la ville elle-même ne laisse rien à désirer sous le rapport de la salubrité.

Je ferai remarquer, d'ailleurs, que c'est principalement en hiver, à l'époque où les hommes sont entassés dans des chambres tenues constamment closes, qu'on observe les maladies produites par infection; tandis que c'est surtout au printemps, et pendant l'été, que les Méningites se sont le plus fréquemment manifestées, c'est-à-dire aux époques où la ventilation des chambres est presque continuelle. Je ne saurais donc, pour tous ces motifs, et pour ceux que j'ai donnés plus haut, admettre l'encombrement et la respiration d'un air vicié comme cause déterminante de l'Encéphalo-méningite. Que cette cause, surajoutée à d'autres, vienne quelquefois imprimer un caractère tout particulier à la maladie qui nous occupe, cela se comprend; et c'est ce qui a probablement eu lieu dans les cas où l'Encéphalo-méningite s'est compliquée d'accidents typhoïdes; mais, bien certainement, la respiration d'un air vicié n'a pu seule en déterminer le développement.

## SYMPTÔMES, MARCHE, DURÉE ET TERMINAISON DE LA MALADIE.

Les symptômes peuvent se diviser en trois périodes : la 1re, que j'appellerai période d'invasion; la 2me, période d'état ou de confirmation de la maladie; la 3me, période de terminaison. Cette distinction, toute classique, nous permettra d'établir clairement les faits.

# MÉNINGITE CÉRÉBRO-RACHIDIENNE.

## 1re PÉRIODE.

L'invasion a été le plus souvent brusque; huit malades, sur lesquels nous avons pu obtenir des renseignements, ont éprouvé d'abord des frissons ; un malaise général et indéfinissable, puis des étourdissements, des vertiges, une violente céphalalgie, occupant le plus ordinairement la région frontale, s'irradiant quelquefois jusqu'à l'occiput et la région cervicale. Cinq de ces malades ont éprouvé, en même temps que la céphalalgie, des vomissements de matières bilieuses; des engourdissements dans les membres, et une faiblesse telle que, ne pouvant se soutenir sur leurs jambes, ils étaient obligés de se coucher. Le délire est rare dans la prémière période de la Méningite, il n'a été constaté que deux fois.

A l'époque de l'invasion, la peau est froide; le pouls est lent, petit, serré; la langue est naturelle; les pupilles restent à l'état normal.

Après un temps variable, une ou plusieurs heures seulement, une réaction a lieu ; la peau reprend sa chaleur normale; le pouls se relève. Cet état est remplacé par une rémission ou une intermittence plus ou moins complète; le calme dure de une à douze heures; puis les mêmes accidents se renouvellent et la deuxième période commence.

## 2e PÉRIODE.

Dans cette deuxième période, la coloration de la face est en raison inverse de la gravité des cas. Dans les cas les plus graves, la face est pâle ou violacée. Les conjonctives sont rarement injectées ; quelquefois cette injection existe.

Les pupilles conservent rarement leur état normal; elles sont contractées lorsque la maladie est récente; dans ce cas, les yeux fuient l'impression de la lumière. Si la maladie a quelques jours de date, les pupilles sont dilatées; alors elles sont, ou peu sensibles, ou presque insensibles à l'action de la lumière.

La céphalalgie est très-vive, et c'est le symptôme le plus saillant; elle se borne rarement à la région frontale, quoiqu'elle persiste le plus constamment vers cette région; la douleur s'irradie souvent vers la nuque, et, plus rarement, dans tout le trajet du rachis. Les malades éprouvent quelquefois des éblouissements; mais moins souvent que dans la première période. Dans les cas les plus graves, on observe, soit le délire, surtout vers le soir; soit une tendance à l'assoupissement. Le renversement de la tête en arrière est rare et peu marqué chez les malades que j'ai placés dans la première catégorie.

Dans tous les cas, les malades éprouvent un malaise général, des brisements dans les membres, une faiblesse générale extrême. Quelques-uns ressentent de l'engourdissement dans les membres abdominaux, des fourmillements dans les pieds et dans les mains.

Dans les cas qui nous occupent, la peau conserve quelquefois sa température normale ; le plus souvent elle est chaude et sèche ; rarement cette chaleur est brûlante ; quand cela a lieu, le front surtout est très-chaud.

Le pouls est quelquefois à l'état normal ou même ralenti; d'autres fois, sans être accéléré, il est petit, dur, serré. Avec cette petitesse et cette dureté, il peut avoir de l'accélération; le plus souvent il est développé et a une accélération de quatre-vingt-dix à cent cinq pulsations par minute. Ces différences tiennent à la mobilité des symptômes et à des alternatives de réaction et de résolution que nous allons faire ressortir plus loin d'une manière bien marquée.

Lorsqu'il n'y a pas de complication d'affection des voies digestives, la langue est ordinairement naturelle ; la soif est légèrement excitée ; l'épigastre est insensible à la pression; cependant, dans deux cas, les malades ont éprouvé des nausées, l'abdomen est ordinairement souple, je n'ai observé que deux fois une constipation opiniâtre.

Cet état se prolonge, selon la gravité des cas, et d'autant plus longtemps que le traitement a été moins énergique et moins promptement appliqué.

Il est très-probable qu'avec une médecine expectante ou peu active, une grande partie des malades de la première catégorie serait passée dans la seconde ; mais grâce, je crois, à l'activité et à l'énergie du traitement que j'ai employé, chez aucun des malades arrivés dans mes salles avec l'intégrité des facultés intellectuelles, du mouvement et du sentiment, nous n'avons observé les lésions consécutives des organes qui président à ces fonctions.

Une amélioration sensible dans l'état des malades est toujours survenue du 2e au 4e jour, toutes les fois qu'aucune autre affection n'est pas venue compliquer la maladie primitive. Dans ces cas mêmes, les symptômes de la Méningite cérébro-rachidienne ont constamment cédé dans les quatre premiers jours; l'affection concomitante a seule retardé la convalescence.

## 3e PÉRIODE.

D'après ce que je viens de dire, je n'ai point de période d'accroissement à décrire, puisque, dans tous les cas, j'ai promptement triomphé de la maladie; presque tous les malades sont entrés en convalescence du 2e au 5e jour. Les symptômes qui persistent le plus sont la céphalalgie frontale et l'engourdissement des membres abdominaux.

Des quatorze malades de cette 1re catégorie, sept sont sortis guéris du 5e au 15e jour; cinq, du 15e au 20e jour; un, le 29e (complication de fièvre typhoïde), et un, le 30e; c'est le cas le plus grave de cette catégorie, et le malade chez lequel les forces ont eu le plus de peine à se rétablir, quoiqu'il n'éprouvât aucune douleur du côté de l'encéphale.

Il est une remarque générale à faire, c'est que tous les malades se soumettent volontiers au traitement qu'on leur prescrit et vont même au devant de certaines prescriptions, des applications de sangsues, par exemple, dont ils éprouvent tous un grand soulagement. Pendant leur convalescence, ils ont tous montré de la gaieté ; il est vrai que c'est l'apanage des tempéraments sanguins.

Aucun malade de cette catégorie n'a éprouvé de rechute après sa guérison. Tous ont été guéris.

## ENCÉPHALO-MÉNINGITE.

### 1re PÉRIODE.

Ici la marche de la maladie est tellement rapide que la 1re période se confond presque toujours immédiatement avec la seconde. Ce que nous avons dit pour les symptômes de la 1re période, dans la catégorie précédente, peut s'appliquer aux malades de la 2e catégorie; mais la céphalalgie, les frissons, les vomissements, le malaise général, les étourdissements, la douleur cervicale ou rachidienne, l'engourdissement des membres, se montrent plus souvent d'une manière intermittente, et nous allons voir cette tendance à l'intermittence se reproduire pendant tout le cours de la maladie; c'est encore un des caractères qui doivent servir à distinguer la Méningite de l'Encéphalo-méningite. Une seule fois, ces premiers symptômes ont été accompagnés du développement d'un érythème pourpré (13e observation).

D'autres fois, ces premiers symptômes ont été immédiatement suivis de délire, d'agitation convulsive des membres, de trismus, de coloration de la face, de chaleur de la peau, d'accélération du pouls, puis de résolution des membres, du refroidissement de la peau, du ralentissement de la circulation, de dyspnée, de perte absolue de la sensibilité, d'abolition plus ou moins complète des fonctions des organes des sens, de selles et d'émissions d'urine involontaires.

Ces derniers phénomènes, s'ils ne succèdent pas immédiatement à la 1re série des symptômes indiqués plus haut, se montrent constamment du 2e au 3e jour ; alors les symptômes de la 1re période se confondent avec ceux de la 2e.

## 2e PÉRIODE.

Voici des faits généraux qui se présentent dans la 2e période, que je tiens à placer en première ligne, afin de prémunir les observateurs contre des erreurs de diagnostic, et des généralisations prématurées qui seraient contraires à une plus sévère observation et qui pourraient faire commettre des fautes graves dans le traitement ; je veux parler de ces phénomènes intermittents que j'ai signalés dans presque toutes mes observations, et dont, tout à l'heure encore, je viens de faire pressentir l'existence, phénomènes dont je n'avais pas tenu compte dans les premiers temps, mais que j'ai observés ensuite constamment dans toute la 2e période de l'Encéphalo-méningite ; je veux parler, dis-je, de ces réactions apparaissant assez régulièrement de trois en trois heures, réactions, pendant lesquelles la face est colorée, la peau est chaude, le front est brûlant, le pouls est plein, accéléré, les membres sont agités de mouvements convulsifs tellement violents qu'on a beaucoup de peine à maintenir le malade dans son lit, même avec la camisole de force ; pendant ce temps, le malade fait entendre des cris sourds ; quelquefois le regard est fixe ; les pupilles sont le plus souvent dilatées et insensibles à l'action de la lumière ; on observe le trismus ; puis, après une ou deux heures de cette exacerbation, la face se décolore, devient bleuâtre, bouffie ; la peau se refroidit ; le pouls est dur, petit, quelquefois filiforme, moins accéléré ; la respiration est stertoreuse ; la circulation elle-même est tellement entravée que, si l'on ouvre une veine pendant cet affaissement général, et si le sang jaillit, on le voit successivement passer du noir au rouge *et vice versâ*. Les malades sont plongés dans un état comateux profond ; les paupières restent constamment fermées ; les membres ne sont tirés que par intervalle de leur immobilité, les mouvements de la mâchoire inférieure sont beaucoup moins fréquents ; puis, à ce calme apparent, qui dure aussi une heure ou deux, succèdent les phénomènes d'agitation précédemment décrits.

Voilà un tableau que je tenais à retracer, afin que les observateurs qui viendront après moi, s'ils voyaient les malades à l'une ou à l'autre époque de ces phases de la maladie, ne puissent prendre pour permanents des phénomènes essentiellement variables.

Après ces phénomènes qu'on peut regarder comme constants dans l'Encéphalo-méningite, qui durent jusqu'à la convalescence ou jusqu'à la mort, et dont je ne parlerai plus, j'entre dans les détails des autres symptômes observés pendant toute la durée de la 2e période.

Indépendamment des phénomènes généraux ci-dessus indiqués, nous avons observé le plus souvent la dilatation plus ou moins considérable des pupilles et leur complète insensibilité; dans deux cas cependant, malgré leur dilatation, elles se contractaient faiblement. Chez un autre malade, nous avons observé ce phénomène singulier de la dilatation de la pupille gauche, tandis que la droite était à l'état normal; c'est le même malade qui nous a offert une anomalie dans les pulsations artérielles; le pouls du côté droit était plus agité que celui du côté gauche (8e observation). Le renversement de la tête en arrière est aussi un des phénomènes les plus constants de l'Encéphalo-méningite; je l'ai constaté neuf fois; c'est-à-dire chez tous les malades sur lesquels j'ai pu recueillir des notes exactes; mais ce renversement de la tête n'a pas toujours lieu au début de la 1re ni même de la 2e période; chez deux malades, il ne s'est manifesté que le 2e jour, et chez un autre, le 3e jour.

L'abolition de la sensibilité est aussi un des symptômes pathognomoniques de l'affection qui nous occupe; chez deux malades seulement, j'ai constaté un reste de sensibilité à leur entrée à l'hôpital ; mais cette sensibilité s'est immédiatement effacée sous mes yeux par l'agravation des symptômes. L'insensibilité est telle que les scarifications de la peau ne suffisent pas pour la réveiller, et que la première application d'un fer rouge ne la rappelle même pas ; il faut appliquer ce fer, deux, trois ou un plus grand nombre de fois, pour que le malade manifeste, par un mouvement, la sensation qu'il éprouve.

Au début de cette 2e période, presque tous les malades perdent l'usage de la parole, ils poussent quelquefois des cris désordonnés ; mais sans articuler aucun son ; je n'ai observé qu'un seul malade qui, pendant quelques heures seulement, chantait au milieu de son délire ; ce délire lui-même n'a lieu que quand l'affection n'a pas encore pénétré profondément dans les centres nerveux ; je ne l'ai observé que quatre fois, et c'est, si je puis m'exprimer ainsi, dans la limite qui sépare la 1re et la 2e période de la maladie. Ainsi que l'audition, la vision et l'olfaction sont le plus souvent abolies ; j'ai placé plusieurs fois un flacon d'ammoniaque à l'ouverture des narines des malades sans obtenir la moindre manifestation de sensibilité.

Les évacuations involontaires que M. Faure indique comme un signe d'une extrême gravité, et qui ont été mortelles chez les douze malades qui les ont présentées dans son service, ont eu lieu cinq fois chez les malades soumis à mon observation ; deux de ces malades ont cependant survécu ; ce qui prouvera plus tard en faveur du traitement que j'ai appliqué.

La déglutition, dont la gêne ou l'impossibilité ont été regardées comme mortelles, quatre fois sur cinq, a été momentanément impossible chez la plupart des malades de ma deuxième catégorie ; dans les autres cas, elle a été constamment difficile.

L'émission involontaire d'urine a été fréquente ; la rétention n'a eu lieu ou n'a été constatée que chez trois malades, à une époque où déjà ils étaient en voie de guérison ; ce phénomène peut être attribué à l'action des cantharides contenues dans la pommade avec laquelle on pansait leurs vésicatoires Chez trois malades, on a observé un crachement spumeux ; deux autres malades ont cherché à mordre les personnes qui les approchaient.

Tels sont les phénomènes observés dans les deux premiers jours de cette 2e période ; mais la marche de la maladie est le plus souvent si rapide qu'on n'a pas deux jours pour l'observer ; ainsi, sur huit malades morts ; trois ont succombé dans les dix-neuf premières heures de la confirmation de la maladie ; deux, le 2e jour ; un, le 4e ; un, le 25e après une rechute ; et un, le 30e jour.

## 3e PÉRIODE.

Lorsque, par un traitement convenable, on parvient à rappeler la sensibilité de la peau, à dégorger l'appareil circulatoire et à faire cesser les phénomènes de compression de l'encéphale, les malades recouvrent aussi l'usage des sens, des facultés intellectuelles et de la parole ; ils rendent compte de leur état, et les moyens d'observations se complètent; car, jusque-là, le médecin n'a eu pour guides que l'observation des phénomènes extérieurs et l'induction.

Ce n'est pas subitement que les malades recouvrent l'usage, même incomplet, de leurs facultés intellectuelles; chez un seul malade, des signes d'intelligence se sont manifestés trois heures après l'application des moyens que j'ai indiqués; mais, pendant quelques secondes seulement, et bientôt il s'est assoupi. Ce n'est que vingt, trente ou trente-six heures après l'application de ces moyens, que l'intelligence se manifeste, et seulement lorsqu'on élève fortement la voix pour tirer les malades de l'assoupissement dans lequel ils restent complétement plongés; alors, ils jettent sur vous un regard étonné; si vous leur adressez une question, ils n'y répondent pas immédiatement; ils cherchent les expressions dont ils veulent se servir, font une réponse brève; puis retombent dans l'assoupissement, et, en général, montrent beàucoup d'impatience, si on leur adresse de nouvelles questions.

Les phénomènes de résolution et de réaction que j'ai signalés plus haut, continuent de se manifester aux époques indiquées.

Il n'est pas toujours facile de constater, dans les trente-six premières heures, si le malade est encore en possession de son intelligence et de l'usage de la parole; mais, le deuxième ou le troisième jour, le malade est plus disposé à la conversation; il raconte, avec assez de lucidité, les circonstances qui ont précédé le développement des premiers symptômes de sa maladie ; mais, depuis cette époque, plus rien ; vous l'avez attaché dans son lit, vous l'avez saigné, scarifié, cautérisé, il n'en a pas le moindre souvenir ; il y a là une page de son histoire restée en blanc.

Cet état de lucidité n'est pas permanent dans les premiers jours ; il y a des instants où l'on ne peut pas le constater. L'amendement de quelques symptômes n'arrive que progressivement ; ainsi, le renversement de la tête en arrière persiste pendant trois, quatre, cinq ou huit jours ; tous les malades se plaignent pendant le même temps d'une céphalalgie constante dans la région frontale ; céphalalgie qui s'exaspère et devient intolérable dans les moments de réaction. La douleur se prolonge souvent de la tête à la région cervicale. Les malades éprouvent alors un tel soulagement des applications de sangsues, soit à la nuque, soit à la base du crâne, soit aux tempes, soit au front, qu'ils réclament avec instance ces applications.

La soif devient très-vive. Lorsque l'amélioration se manifeste du côté de l'encéphale, il survient une tendance manifeste aux irritations gastro-intestinales et cela presque constamment ; aussi est-il nécessaire d'apporter toute son attention vers les voies digestives à cette époque de la maladie.

Les urines, d'abord rares, deviennent ensuite très-abondantes et très-claires ; j'ai cependant observé trois fois des ardeurs de vessie, et deux fois des hématuries ;

j'ai attribué ces phénomènes, comme je l'ai déjà dit, à l'action des cantharides contenues dans la pommade avec laquelle on pansait les vésicatoires.

Les malades éprouvent souvent des engourdissements dans tous les membres, des fourmillements et des crampes dans les jambes.

La dilatation des pupilles disparaît promptement ; s'il ne survient point de complications, l'amélioration fait des progrès rapides ; les malades prennent avec avidité les légers aliments qu'on leur accorde ; les fonctions digestives et les facultés intellectuelles reprennent toute leur intégrité.

Cependant ces malades éprouvent pendant longtemps, souvent pendant quelques mois, une sorte de bruissement continuel dans la tête ; les forces musculaires se rétablissent lentement, et ce n'est qu'après deux ou trois mois d'un exercice modéré qu'ils peuvent entreprendre une promenade un peu longue, ou un exercice un peu violent.

Chez le malade qui fait le sujet de la 11e observation, alors que la guérison paraissait être assurée, huit jours après la disparition de tous les symptômes graves, un accès complet de fièvre intermittente survint; pour en prévenir le retour, on administra le sulfate de quinine à haute dose, en potion, en lavement et par la méthode endermique ; mais ce fut inutilement ; les accès revinrent, d'abord toutes les vingt-quatre heures; puis, deux fois par jour; puis ils devinrent subintrants, s'accompagnèrent de violents maux de tête et de douleurs dans le trajet du rachis ; les saignées, les révulsifs furent également impuissants; des sueurs abondantes épuisèrent le malade ; la langue devint noire et râpeuse; l'abdomen s'emplit de gaz, et le malade mourut le 29e jour de son entrée à l'hôpital. Chez le malade qui fait le sujet de la 15e observation, j'ai observé aussi une recrudescence des symptômes primitifs avec accès intermittents, dix-neuf jours après son entrée à l'hôpital, et alors que toute inquiétude avait disparu ; mais, ainsi que je l'ai rapporté dans cette observation, les saignées générales et locales, le sulfate de quinine et un vésicatoire à la nuque, ont complétement triomphé de ces nouveaux accidents.

Ces deux observations viennent à l'appui de ce que j'ai dit plus haut sur la tendance de l'Encéphalo-méningite à revêtir le type intermittent.

Il faut donc se tenir en garde contre les accidents que je viens de signaler. Lorsqu'on a pu les prévenir ou lorsqu'ils se sont dissipés, malgré la faiblesse musculaire, les malades reprennent assez promptement leur embonpoint, et la guérison devient complète.

## PRONOSTIC.

On doit porter un pronostic fâcheux et se hâter d'agir, lorsque, dans la *Méningite cérébro-rachidienne*, on voit apparaître le délire, le renversement de la tête en arrière, la dilatation des pupilles, le refroidissement de la peau, le ralentissement et la faiblesse du pouls ; lorsque la douleur, ordinairement bornée à la tête et à la région cervicale, se prolonge dans tout le trajet du rachis et lorsque tous ces phénomènes se représentent d'une manière intermittente. Dans les cas contraires, la maladie n'a point de gravité et on en triomphe presque toujours, si on la traite dès le début.

Ce que j'ai dit plus haut pour la Méningite cérébro-rachidienne , peut s'appliquer à l'*Encéphalo-méningite* ; mais ce qui augmente ici la gravité du pronostic, c'est la résolution des membres, le coma, le trismus, l'impossibilité de la déglutition, l'embarras de la circulation et de la respiration, l'insensibilité de la peau, l'abolition des sens, et, surtout, les selles involontaires que M. Faure a regardées comme constamment mortelles. Cependant les bases posées par M. Faure, par rapport au pronostic de l'Encéphalo-méningite et celles qui sont indiquées par M. Gasté, lequel, dans son résumé clinique, dit que tous les cas graves sont mortels, ces bases, dis-je, devront être modifiées, puisque, par un traitement autre que celui qui a été employé par les deux honorables confrères que je viens de citer, on peut ramener à la santé des malades considérés, jusqu'ici, comme voués à une mort certaine. En effet, si, du 1e au 3e jour, au moyen du traitement indiqué plus loin, on est parvenu à rétablir la sensibilité, à rendre la circulation et la respiration plus faciles ; à faire cesser tous les phénomènes de compression ; si les fonctions intellectuelles sont rétablies, on n'a plus que des accidents inflammatoires à combattre, qu'une rechute et des phénomènes intermittents à prévenir, alors le pronostic devient infiniment moins fâcheux, et l'on peut espérer des guérisons ; mais, je ne saurais trop le répéter, c'est à la condition de se hâter et de rester sur la brèche, jusqu'à ce que l'ennemi ait complétement disparu.

### LÉSIONS ANATOMIQUES.

Les lésions anatomiques que nous avons observées dans les huit autopsies qu'il nous a été permis de pratiquer nous ont offert des différences assez tranchées, selon que les sujets étaient morts à une époque rapprochée ou éloignée de l'invasion de la maladie ; aussi, aurai-je le soin de faire ressortir ces différences toutes les fois que l'occasion s'en présentera.

Examinons d'abord les lésions des méninges cérébro-rachidiennes.

*Dure-mère.* Nous n'avons constaté chez aucun sujet l'altération de la dure-mère cérébrale, ni de la dure-mère rachidienne.

*Arachnoïde.* Le feuillet pariétal de l'arachnoïde cérébrale et rachidienne n'a jamais présenté, non plus, aucune altération.

Le feuillet viscéral, au contraire, en a présenté quelques-unes ; mais il faut avouer qu'elles ont été rares, et qu'une attention plus scrupuleuse, lorsque j'ai voulu me rendre un compte exact du siége de la Méningite, m'a fait voir que le plus souvent ce que j'avais pris pour une injection des vaisseaux du feuillet viscéral de l'arachnoïde, n'était autre chose qu'une injection des vaisseaux de la pie-mère qui, vus à travers le tissu transparent de l'arachnoïde, paraissaient appartenir à cette dernière membrane.

Entre les deux feuillets arachnoïdiens, nous avons trouvé, savoir : dans les ventricules latéraux, 1° quatre fois de la sérosité rosée chez des malades morts, le premier, un quart d'heure, le deuxième, dix-neuf heures, le troisième, deux jours, et le quatrième, quatre jours, après leur entrée à l'hôpital ; l'invasion constatée de la maladie ne datant pas de plus de un à quatre jours; 2° trois fois de la sérosité albumineuse chez trois individus morts l'un, le deuxième jour, les autres, le vingt-septième ou le trente-troisième jour de leur entrée à l'hôpital ; l'invasion ne datant que de deux à quatre jours.

Le ventricule moyen n'a offert qu'une seule fois de la sérosité limpide ; une fois aussi nous en avons trouvé dans le ventricule du cervelet. Entre les deux feuillets de l'arachnoïde rachidienne, nous avons trouvé : une fois de la sérosité rosée, chez un sujet mort dix-neuf heures après son entrée à l'hôpital et dont l'invasion de la maladie ne datait que de vingt-quatre heures ; quatre fois de la sérosité albumineuse, 1° chez un sujet mort un quart d'heure après son entrée à l'hôpital, deux heures après l'invasion constatée, 2° chez un sujet mort le deuxième jour, 3° chez un autre mort le vingt-septième jour, 4° chez un sujet mort le quatrième jour.

Dans les trois autres cas, nous n'avons point trouvé de sérosité.

Ici pourrait se placer une observation de Bichat, qui, à défaut d'autres preuves, nous éclairerait sur le rôle joué par l'arachnoïde dans la maladie qui nous occupe. En effet, Bichat fait remarquer que la sérosité est albumineuse, quand elle provient de l'inflammation de la séreuse qui la renferme ; qu'elle est limpide, au contraire, quand elle provient d'une autre cause, or, comme dans la majorité des cas, nous avons trouvé de la sérosité albumineuse, nous pouvons conclure que, le plus souvent, l'arachnoïde a été affectée; d'ailleurs la sérosité rosée trouvée dans les autres cas indique également une altération de l'arachnoïde, mais, comme cette altération n'a été que rarement apparente, tandis que celle de la pie mère l'a été constamment, j'en conclus que l'altération de l'arachnoïde n'a été que consécutive et j'appuierai encore cette opinion, sur ce que le seul feuillet rachidien adhérant à la pie-mère a été affecté.

*Pie-mère cérébrale.* Dans tous les cas, le réseau vasculaire de la pie-mère a été trouvé injecté, soit à la surface apparente du cerveau, soit dans les anfractuosités, soit dans les ventricules où elle pénètre.

Sept fois, nous avons trouvé à la surface extérieure de cette membrane une couche plastique albumino-purulente, plus épaisse dans les anfractuosités où la pie-mère n'adhère pas à l'arachnoïde, que là où cette adhérence a lieu ; le plus souvent, cette couche était uniformément répandue à la surface externe des lobes supérieurs ; une seule fois cette couche s'étendait à toute la surface externe du cerveau; une fois, elle ne formait que deux plaques de quatre centimètres de diamètre, sur la face externe et à la partie moyenne de chaque lobe supérieur.

Six fois, un foyer purulent plus ou moins vaste a été observé à la face externe de la pie-mère, dans toute l'étendue des deux tiers postérieurs de la face inférieure du cerveau et à toute la surface inférieure de la moelle allongée.

*Pie-mère rachidienne.* Cette portion de la pie-mère nous a offert six fois une injection moins considérable que celle de la pie-mère cérébrale, mais extrêmement curieuse sous le rapport de la ténuité des vaisseaux contenant un sang tantôt d'un rouge vif, tantôt noir, et offrant des sinuosités ou des arborisations d'une délicatesse extrême.

Quatre fois, nous avons trouvé à toute la surface externe de cette membrane, une couche albumineuse purulente. Deux fois, cette couche n'occupait qu'une partie de cette surface de la pie-mère.

*Pulpe cérébrale.* La pulpe cérébrale s'est trouvée ramollie deux fois chez deux sujets, dont l'un était mort le trente-troisième et l'autre le vingt-neuvième jour du traitement.

Elle avait conservé sa densité normale : cinq fois, chez les malades morts du premier au quatrième jour du traitement, et au deuxième ou au sixième jour de l'invasion de la maladie.

On a constaté une fois la densité plus grande de la substance blanche chez l'individu qui a succombé un quart d'heure après son entrée à l'hôpital, et deux heures un quart après l'invasion de sa maladie.

*Pulpe du cervelet.* Ramollissement général chez deux sujets, dont l'un mort le trente-troisième jour, et l'autre le deuxième jour du traitement.

Ramollissement du côté gauche seulement chez le sujet mort un quart d'heure après son entrée à l'hôpital; le côté droit, au contraire, était notablement induré chez le même sujet.

Le cervelet avait sa consistance normale dans les cinq autres cas; même chez le sujet mort le vingt-neuvième jour du traitement.

*Substance de la moelle.* Ramollissement général, mais surtout très-considérable à la partie supérieure, avec suppuration de la couche externe, chez le sujet mort le trente-troisième jour du traitement. Ramollissement, aussi général, avec suppuration chez le sujet mort le vingt-neuvième jour du traitement. Ramollissement partiel avec foyers purulents chez deux sujets, dont l'un était mort le deuxième jour, et l'autre un quart d'heure après être entré à l'hôpital.

Induration bien remarquable de la partie inférieure de la moelle, chez ce dernier sujet. Consistance normale chez les autres sujets, quoique souvent la moelle fût baignée de matières purulentes provenant, soit du tissu cellulaire sous-arachnoïdien, soit de la pie-mère elle-même.

On voit que le ramollissement, soit du cerveau, soit de la moelle, est d'autant plus considérable, que les malades ont survécu plus longtemps à l'invasion de leur maladie, et que l'induration, au contraire, ne s'est présentée que chez le sujet mort presque subitement, quoiqu'on ait observé cependant, chose bizarre mais démontrée, des portions de l'encéphale ramollies, et d'autres indurées chez le même sujet (voyez l'observation quatorzième).

Parmi les lésions anatomiques trouvées dans les autres cavités, et qui ne peuvent être considérées que comme des lésions coïncidentes, sans liaison apparente avec la maladie principale, nous citerons les suivantes : trois fois, nous avons trouvé de la sérosité limpide dans le péricarde; une fois, le feuillet cardiaque a présenté les rudiments d'une fausse membrane; trois fois, nous avons rencontré des caillots fibrineux, noirâtres et consistants dans les cavités du cœur. Deux fois, nous avons trouvé, dans ces mêmes cavités, des masses sanguines consistantes, noires et ressemblant à de la gelée de groseille brûlée. Trois fois, nous avons rencontré des granulations rouges, superficielles, sur la muqueuse gastrique. Une fois, nous avons trouvé toute cette muqueuse ecchymosée et nous savons que c'était la suite d'une chute sur l'épigastre. Deux fois, les intestins ont offert quelques légères traces d'inflammation. Deux fois, nous avons observé une psorentérie miliaire, sans altérations de la muqueuse, dans l'Ileum ; chez un de ces sujets, la psorentérie se prolongeait jusqu'à l'origine du colon.

Chez un sujet mort le vingt-neuvième jour, nous avons trouvé le foie volumineux, et quinze calculs dans la vésicule biliaire.

Les autres organes n'ont rien présenté d'anormal.

Je dois ajouter que l'hérythème pourpré, si souvent observé à Versailles, n'a été constaté à Nancy qu'une seule fois, et c'est chez la jeune personne traitée en ville.

La complication vermineuse, si fréquente à Versailles, ne s'est montrée que deux fois à Nancy.

Enfin, le sang tiré des veines a constamment été plastique et presque entièrement privé de sérosité.

### DU TRAITEMENT.

*Dans la Méningite cérébro-rachidienne*, les émissions sanguines sont toujours praticables, et M. Faure a démontré dans le travail dont j'ai déjà parlé plusieurs fois, qu'on avait, dans un grand nombre de cas, prévenu le développement des symptômes graves, en pratiquant, dès le début, une large saignée du bras. Il faut donc avoir recours à ce moyen, dès qu'on est appelé près d'un malade présentant les symptômes que nous avons indiqués en parlant de la Méningite cérébro-rachidienne. Si cette première saignée n'a pas été pratiquée assez tôt pour arrêter la marche de la maladie, il faut la renouveler, et, comme on a toujours affaire à des sujets robustes, il faut la faire assez copieuse, 500 grammes au moins. Immédiatement après la saignée, il faut avoir recours aux applications de sangsues aux tempes, ou au front, si la céphalalgie est fixée dans la partie antérieure de la tête ; à la nuque, si la douleur cervicale s'y fait sentir, ou s'il y a renversement de la tête en arrière. Dans ce dernier cas, et à bien plus forte raison si la douleur se prolonge dans tout le trajet du rachis, l'application de nombreuses ventouses scarifiées, depuis la nuque jusqu'au sacrum, et de chaque côté des apophyses épineuses, devient d'une indispensable nécessité ; il ne faut craindre, ni de faire des scarifications trop profondes, ni de retirer trop de sang ; la vie du malade est en danger si le traitement n'est pas aussi prompt qu'énergique. Toutefois, je dois poser ici les règles qu'on devra suivre dans les émissions sanguines. Le premier jour, deux saignées générales suffisent; les malades éprouvent ensuite un bien plus grand soulagement de l'application des ventouses, ou des sangsues en permanence. Ainsi, même dans les cas les plus graves, j'ai remarqué que dix sangsues placées à chaque tempe ou sous chaque apophyse mastoïde, et remplacées de deux en deux, ou de trois en trois heures, par cinq nouvelles sangsues, dans les mêmes régions, produisaient un effet plus satisfaisant que les saignées générales, quand déjà on avait eu recours à celles-ci. On doit choisir de préférence, pour ces applications, l'instant où une réaction s'opère; c'est-à-dire où la face se colore, et où le pouls se développe et s'accélère. Lorsqu'une vive douleur se fait sentir à la région cervicale, si l'application des ventouses scarifiées ne la fait pas disparaître, il faut appliquer au moins vingt sangsues à cette région. On devra renouveler les applications de sangsues, aussi longtemps que la douleur persistera ; il faut poursuivre celle-ci sans relâche, partout où elle tend à se réfugier. Jamais les malades ne reculent devant ces moyens, quelque multipliés qu'ils soient, tant ils en éprouvent de soulagement.

Aux émissions sanguines, il faut ajouter la diète absolue, les boissons émollientes, le séjour des malades dans une atmosphère tempérée et dans un lieu faiblement éclairé, les bains de pieds sinapisés, ou, ce qui dérange moins les malades, l'application de cataplasmes sinapisés aux pieds, cataplasmes qu'on maintient chauds au moyen de cruchons remplis d'eau bouillante.

Pour peu qu'il y ait tendance au délire ou à l'assoupissement, ou que le front soit chaud, il faut appliquer sur la partie antérieure et supérieure de la tête une vessie contenant des fragments de glace et du son. Ce mélange, qui reste longtemps froid et qui ne l'est cependant pas autant que la glace seule, est préférable aux compresses imbibées d'eau froide ou d'oxycrat, qui se réchauffent promptement, et dont le renouvellement tardif peut occasionner des réactions funestes aux malades.

On doit prescrire aussi l'administration de lavements émollients, laxatifs ou même purgatifs, si la constipation est opiniâtre.

Il est rare que la maladie ne cède pas dès le 2e jour de l'application de ce traitement ; dans le cas contraire, on a recours aux mêmes moyens, y compris une 3e saignée générale si le pouls offre encore de la plénitude, si la céphalalgie devient générale, ou si elle persiste avec quelque violence.

Je me suis très-bien trouvé, dans un cas où la céphalalgie persistait, malgré l'emploi des moyens ci-dessus indiqués, mais sans fièvre, de l'application d'un vésicatoire à la nuque.

Comme adjuvant, j'ai administré quelques légers antispasmodiques, et j'ai déjà dit pourquoi j'avais donné la préférence à l'eau distillée de valériane, à la dose de trente grammes, dans une potion gommeuse ordinaire.

J'ai signalé aussi en parlant de la marche de la maladie, une tendance au développement d'une irritation gastrique, du 3e au 4e jour, soit que la céphalalgie persiste, soit qu'elle ait cédé ; on ne doit pas négliger de combattre cette irritation dès le début, par des applications de sangsues ; autrement elle pourrait devenir le point de départ d'accidents beaucoup plus graves.

Lorsque la Méningite cérébro-rachidienne se présente sans complication, elle cède promptement au traitement que je viens d'indiquer. Dès le troisième jour, on peut accorder aux malades quelques cuillerées de bouillon maigre ; on ajoute, le lendemain, un jaune d'œuf à ce bouillon ; on permet, les jours suivants, du lait, du bouillon coupé, puis quelques fécules au gras. En général, si les voies digestives restent saines, l'appétit se fait promptement sentir, et la digestion devient facile.

En cas de complication, il faut se conduire selon les circonstances.

La faiblesse musculaire est le phénomène qui persiste le plus longtemps ; j'ai eu recours dans ce cas aux embrocations alcooliques sur les membres ou aux lotions d'oxycrat chaud, et je m'en suis beaucoup mieux trouvé que des bains généraux qui ne sont pas sans inconvénients, si on les administre trop tôt. Un exercice modéré, la distraction et le régime, viennent compléter le traitement de la Méningite cérébro-rachidienne.

Ces moyens m'ont constamment réussi, et je n'ai eu à déplorer la perte d'aucun malade.

*Dans le traitement de l'Encéphalo-méningite*, les saignées générales sont indiquées dès le début, comme pour la Méningite; mais elles ne sont pas toujours praticables lorsque le médecin est appelé près du malade ; il en est de même des saignées locales. Il est probable que si des émissions sanguines étaient pratiquées assez tôt, on n'aurait à traiter que des Méningites ; on préviendrait l'envahissement de l'encéphale ; mais il n'en a pas été ainsi chez les malades que j'ai placés dans la deuxième catégorie de mes observations.

Si le malade est sous l'influence de l'une des réactions que j'ai signalées en parlant des symptômes, il n'y a pas à hésiter; il faut ouvrir immédiatement et largement la veine, et tirer, selon la force du sujet, de 500 à 1000 grammes de sang; réchauffer les extrémités inférieures en les environnant de cruchons d'eau bouillante; appliquer de trente à quarante sangsues aux tempes et sous les apophyses mastoïdes; placer sur le front, dans le cas seulement où la peau serait chaude, une vessie contenant le mélange de glace et de son dont j'ai parlé tout à l'heure; stimuler la peau par l'application de sinapismes aux pieds et aux jambes.

L'agitation est telle, dans ce cas, que toutes ces applications deviennent difficiles, si on ne maintient pas de force le malade dans son lit, et, pour cela il faut l'y attacher et faire tenir ses membres par quatre personnes, sans quoi, les sangsues sont arrachées, le réfrigérant et les sinapismes enlevés.

La déglutition étant le plus souvent impossible, et les dents étant fortement serrées, on ne peut pas songer à faire boire le malade.

Les moyens que je viens d'indiquer n'ont jamais pu prévenir les phénomènes de résolution et de compression qui succèdent toujours à la réaction précédemment décrite; cela tient à ce que déjà l'Encéphale était gravement compromis, lorsque j'ai vu les malades pour la première fois. Le plus souvent, lorsque je suis arrivé près d'eux, la résolution des membres et la perte de la sensibilité étaient complètes; la peau était froide et le pouls filiforme.

Que cet état succède ou non à des émissions sanguines, la conduite du médecin doit être la même; les saignées sont contre indiquées ; on a pu voir dans plusieurs observations que, dans ce cas, il est impossible d'obtenir du sang; mais cela fût-il possible, il faudrait y renoncer, avant d'avoir provoqué une réaction vers la périphérie.

La gravité d'une telle situation, qui peut amener instantanément la mort, a fait tenter un grand nombre de moyens de provoquer la réaction dont je viens de parler; on a appliqué des sinapismes, des vésicatoires, et, pour obtenir de ceux-ci un résultat plus prompt, on a employé la pommade ammoniacale; mais ce qu'on n'a pas assez remarqué, c'est qu'en général, dans les cas dont il s'agit, comme dans tous ceux de concentration violente du sang dans les cavités splanchniques, et à bien plus forte raison dans la cavité encéphalique, la peau est complétement insensible à ces moyens d'irritation; et si on a le malheur d'attendre leur action, on perd un temps irréparable, temps pendant lequel l'encéphale n'est pas seulement comprimé, mais irrité, enflammé, désorganisé. Depuis bien longtemps, le peuple a, par un instinct naturel, regardé comme un signe très-grave des maladies, l'inaction des vésicatoires. C'est un signe que la science ne doit pas dédaigner de constater, car il est en effet d'un fâcheux augure.

En présence du danger que courent les malades dans les circonstances qui nous occupent, et, après avoir constaté par ma propre expérience et par la lecture du travail de M. Faure, l'impuissance des moyens que je viens d'indiquer ; après m'être convaincu, par le raisonnement, de la nécessité d'appeler à l'extérieur du corps les forces vitales qui s'en trouvent éloignées, et toute l'activité circulatoire possible, afin de dégager les centres nerveux, momentanément comprimés par un afflux considérable de sang, je me suis décidé à employer les moyens suivants, qui agissent énergiquement et sur de grandes surfaces.

J'ai fait établir des cautères spécialement destinés à l'usage que je vais indiquer; chaque cautère consiste en un cylindre de fer de 15 millimètres de diamètre et de 25 millimètres de long; ce cylindre est fixé, à sa partie moyenne, et parallèlement au manche, à une tige de cautère ordinaire. Je fais rougir à blanc deux de ces cautères ; lorsqu'ils sont convenablement rouges, je fais coucher le malade sur le ventre, les bras croisés sur la poitrine, pour écarter les omoplates; puis, armé d'un de ces cautères, je pratique de six à huit cautérisations, à deux ou trois centimètres au-dessous les unes des autres, dans l'une des gouttières vertébrales, en commençant tout près de la nuque, si j'ai affaire à un homme, et au niveau de la partie moyenne de l'omoplate, si c'est à une femme, et je finis vers la première ou la troisième lombaire. Je prends ensuite le second cautère, et je fais les mêmes applications sur le trajet de la deuxième gouttière vertébrale. L'application de chaque cautère dure seulement quelques secondes, le temps suffisant pour produire une brûlure du deuxième au troisième degré.

Comme le temps est précieux dans les cas dont il s'agit, pendant que les cautères chauffent, j'applique de larges sinapismes aux pieds; je fais environner ceux-ci de cruchons remplis d'eau bouillante; j'applique, avec la pommade ammoniacale quatre larges vésicatoires, deux à la partie interne et moyenne des jambes et deux à la partie moyenne et interne des cuisses. Si je prévois qu'il doive me rester de la place à la nuque, j'y fais appliquer des ventouses scarifiées. Il faut aussi avoir recours à l'administration d'un lavement purgatif.

On saisit tout de suite l'ensemble de ces moyens qui ont pour but d'agir rapidement sur la plus grande surface possible de la peau et de la muqueuse intestinale.

Examinons maintenant ce qui arrive pendant et après ces applications.

Les scarifications ne provoquent, de la part des malades auxquels on les pratique, aucune manifestation de sensibilité. Les premières applications du fer rouge n'en provoquent pas davantage; ce n'est qu'à la 3e, la 4e ou la 5e que les malades font un léger mouvement musculaire qui indique la sensation qu'ils éprouvent. Quelques-uns poussent des cris pendant les dernières applications; mais tous retombent immédiatement dans leur état comateux primitif.

Une heure ou deux après la cautérisation, la réaction commence (je l'ai suffisamment décrite pour me dispenser d'y revenir); lorsqu'elle est convenablement établie, mais sans trop attendre, il faut avoir recours aux émissions sanguines générales et locales, avec une énergie proportionnée à la force du sujet, et opérer comme je l'ai indiqué plus haut en parlant du traitement de la Méningite cérébro-rachidienne; il faut aussi avoir recours aux mêmes moyens réfrigérants sur la tête, en même temps qu'on provoque la chaleur aux extrémités inférieures.

Nous voici arrivés au moment décisif; de la conduite du médecin dépend la vie du malade; s'il agit assez promptement et assez vigoureusement, pendant cette première réaction, les phénomènes de résolution et de compression qui lui succèderont ne seront plus assez graves pour précipiter le malade au tombeau, à moins qu'on ne soit arrivé trop tard. Les cautérisations ont produit sur tout le trajet du rachis un travail inflammatoire qui envahit même l'épiderme non cautérisé, dans un rayon de deux ou trois centimètres ; les vésicatoires, les sinapismes qui, si l'on n'avait pas excité la sensibilité de la peau d'une manière énergique, n'auraient pas opéré, produisent maintenant leur effet; s'il n'en était pas ainsi, il faudrait les renouveler. Les émissions sanguines ont largement dégorgé l'appareil circulatoire, on n'a donc plus à craindre un afflux aussi considérable de sang vers l'encéphale; d'ailleurs toutes les irritations produites à l'extérieur retiennent une partie notable de ce sang à la périphérie.

Si le malade doit succomber, c'est ordinairement après la 1re, la 2e ou la 3e réaction; mais s'il survit à cette

3e réaction, on doit avoir un grand espoir de le sauver. Ainsi que je l'ai dit, les facultés intellectuelles ne tardent pas à reparaître ; le malade indique le siége de ses souffrances ; on n'a plus que des phénomènes inflammatoires à combattre, mais il faut les combattre à outrance et par les mêmes moyens que j'ai indiqués pour la Méningite cérébro-rachidienne. Comme dans cette dernière maladie, c'est vers la région frontale que finit ordinairement par se concentrer la céphalalgie, c'est aussi à cette région qu'il faut appliquer des sangsues, et avoir bien soin de ne faire ces applications que pendant les moments de réaction.

A cette époque de la maladie, la déglutition étant devenue facile, on administre aux malades des boissons gommeuses et quelques légers antispasmodiques, tels que l'eau de valériane à la dose de trente grammes, ou l'eau de laurier cerise, à la dose de quinze grammes dans une potion gommeuse.

Il faut maintenir le mélange de glace et de son sur la tête, le renouveler assez souvent, et bien se garder de laisser le front se réchauffer, jusqu'à la disparition complète des phénomènes intermittents.

On peut se contenter d'exciter deux des vésicatoires appliqués.

Les cautérisations pratiquées sur le trajet du rachis ne tardent pas à fournir une abondante suppuration ; on ne doit pas chercher à la faire cesser trop promptement ; elle est nécessaire pour prévenir celle des méninges ou de l'encéphale ; on pansera le dos avec des compresses fenêtrées enduites de cérat. Si le bord des plaies s'enflammait et devenait douloureux, comme cela arrive quelquefois, il faudrait appliquer des cataplasmes par dessus les compresses dont il vient d'être parlé, afin de prévenir les symptômes généraux qui pourraient être la suite de cette inflammation.

Comme dans la Méningite cérébro-rachidienne, des symptômes gastriques ont une tendance extrême à se manifester chez quelques malades, il faut se hâter de les combattre par les moyens indiqués.

Mais ce qui est encore plus redoutable c'est la recrudescence de la maladie, c'est la tendance au développement de ces accès de fièvre intermittente que nous avons attribués avec quelque fondement à une altération grave de la moelle épinière. Il ne faut donc pas se reposer dans une funeste sécurité ; un moment d'hésitation peut suffire pour rendre tout remède inutile, par suite des ravages que fait promptement l'inflammation dans le cerveau et dans la moelle ; il est indispensable de ne laisser aucune douleur subsister, soit dans la tête, soit dans le rachis, sans la combattre à outrance.

Les malades doivent être tenus à une diète sévère tant qu'il existe la moindre douleur ou la moindre réaction ; ils doivent être placés dans un lieu où règne le calme le plus parfait ; il faut éviter de fatiguer leur attention par des conversations trop fréquentes. L'air qu'ils respirent doit être pur ; la chambre qu'ils habitent doit être peu éclairée.

On devra favoriser les transpirations par quelques lotions d'eau vinaigrée chaude, en ayant bien soin d'essuyer les parties lavées, avec un linge chaud, après chaque lotion.

J'ai administré trois fois le calomel, et, comme dans les trois cas, des symptômes de gastro-entérite avec diarrhée et ballonnement du ventre se sont manifestés, j'en conclus qu'il ne faut avoir recours à ce médicament qu'avec la plus grande prudence ; d'ailleurs l'imminence presque constante d'une gastrite doit contre-indiquer l'emploi de ce sel.

Lorsque les malades sont arrivés à ce point où les douleurs céphaliques et rachidiennes ont disparu, on peut leur accorder une légère alimentation, ainsi que je l'ai indiqué pour la Méningite.

Si une recrudescence tendait à se manifester, il faudrait se hâter de revenir aux premiers moyens ; c'est alors aussi qu'il serait urgent d'administrer le sulfate de quinine à haute dose, en potion et en injection intestinale. Après ces premières indications, l'application d'un vésicatoire à la nuque m'a donné un résultat favorable.

Les forces musculaires restent longtemps affaiblies, il faut donc les ménager et ne permettre les exercices même les plus modérés, que le plus tard possible ; ici encore, les bains ne doivent pas être administrés trop tôt, ils ont plus d'inconvénients que d'avantages.

Aussitôt que les accidents ont cessé complétement, et que les digestions sont devenues faciles, il faut augmenter progressivement la quantité d'aliments.

Lorsque la présence du médecin n'est plus nécessaire, on doit recommander aux malades les plus grands ménagements. Pendant plusieurs mois, ils ne devront se livrer qu'à un exercice modéré, éviter soigneusement les excès de tous genres, surtout ceux qui fixeraient trop longtemps les facultés intellectuelles ; ils devront également éviter de s'exposer à un soleil trop ardent. Les centres nerveux ayant été fortement ébranlés, on doit prendre toutes les précautions possibles pour leur éviter de nouvelles secousses morales ou physiques. Sous toutes ces conditions, les malades reviennent après un, deux ou trois mois, à leur état de santé primitif.

Qu'il me soit permis de répondre en quelques mots aux objections qui m'ont été faites, relativement à la partie la plus active du traitement que j'ai employé. Il m'a été rapporté que, d'après ce qu'il avait entendu dire de mon traitement, un de mes collègues avait employé la cautérisation sans succès. Je répondrai à cela que je n'ai pas recours à la cautérisation seule, mon confrère, d'ailleurs, ne l'a probablement pas pratiquée de la même manière que moi; on a pu voir que j'emploie simultanément un ensemble formidable de moyens d'irritation de la peau. La cautérisation n'a pour but que de réveiller la sensibilité abolie, et une fois que cette sensibilité a été réveillée, les vésicatoires, les sinapismes, produisent un effet qu'on n'aurait certainement pas obtenu sans la cautérisation préalable; c'est un fait constaté par l'expérience et dont on n'a pas assez tenu compte jusqu'ici. Toutes ces irritations produites amènent la réaction désirée, ce qui permet ensuite de pratiquer des émissions sanguines et de combattre désormais avec succès les seuls phénomènes inflammatoires de l'Encéphalite; sans cette réaction, les émissions sanguines seraient impossibles, et les malades mourraient infailliblement.

On m'a objecté aussi la douleur que devait causer la cautérisation : j'ai déjà dit que cette douleur était nulle pendant les premières applications; si elle se fait sentir un instant vers la fin, les malades retombent immédiatement dans le coma et, lorsqu'ils sont revenus à la santé, si on ne leur disait pas qu'on les a cautérisés, ils ne le sauraient jamais; car ils n'en conservent pas le moindre souvenir. Au moyen des pansements que nous avons indiqués, les parties cautérisées sont rarement douloureuses ; elles se cicatrisent promptement; ces cicatrices ne sont point adhérentes, et par conséquent ne gênent aucun mouvement.

Une dernière objection m'a été faite : c'est que, chez les jeunes personnes, les cicatrices apparentes peuvent les priver de se montrer dans le monde, au bal surtout, dans une toilette où une partie du dos et les épaules doivent être nues. A cela je répondrai que, si j'avais pu trouver un autre moyen de sauver mes malades, je n'aurais pas employé celui-là, même sur les hommes, mais comme j'ai suffisamment démontré l'impuissance des divers traitements employés avant moi, et l'efficacité de celui que j'ai adopté, je pense que quand on aura bien convaincu une mère qu'elle ne peut sauver sa fille qu'au prix d'un tel inconvénient, elle n'hésitera pas sur les moyens ; d'ailleurs je crois qu'il serait possible de diminuer le relief de ces cicatrices, en passant légèrement, chaque jour, le nitrate d'argent sur leur surface : l'idée ne m'en était pas venue d'abord.

Je termine en donnant en chiffres les résultats définitifs que j'ai obtenus ; c'est là le plus irrésistible de tous les arguments et, en comparant ces résultats à ceux qui ont été obtenus avant moi, on verra de quel côté est l'avantage.

J'ai traité quatorze Méningites cérébro-rachidiennes; toutes ont été guéries.

J'ai également traité quatorze Encéphalo-méningites ; voici comment elles se divisent par rapport au traitement.

Quatre malades ont été traités par les moyens ordinaires : tous les quatre sont morts.

Dix ont été traités par ma méthode : quatre sont morts, six ont été guéris. Parmi les quatre morts de cette seconde classe, il en est deux, comme on se le rappellera, qui, évidemment, sont arrivés trop tard dans mon service. Un troisième a succombé à une rechute, alors qu'on avait lieu de le croire sauvé.

En réunissant toutes les observations, on trouve :

| | |
|---|---|
| Malades traités. | 28 |
| *Id.* guéris. | 20 |
| *Id.* morts. | 8 |

La proportion est de un mort sur trois et demi malades ou 28,57 pour cent.

Chez M. Faure, la mortalité a été de quarante-deux pour cent.

M. Gasté dit que tous les cas graves ont été mortels dans son service.

On remarquera, si l'on compare mes observations avec celles de M. Faure, que beaucoup de cas qu'il regarde comme nécessairement mortels, peuvent ne pas le devenir par l'emploi de mon traitement.

Mais si, d'un autre côté, on veut bien considérer que je n'ai appliqué ce traitement que chez les dix derniers malades atteints d'Encéphalo-méningite, si l'on fait aussi la part de l'hésitation et de l'inexpérience dans les premiers moments de l'emploi de pareils moyens, on ne doutera pas qu'aujourd'hui qu'ils me sont plus familiers, je ne puisse en obtenir des résultats bien plus favorables.

J'ajouterai aussi que l'énergie et l'activité que j'ai déployées dans le traitement de la Méningite cérébro-rachidienne, n'ont pas peu contribué à prévenir l'envahissement de l'encéphale, et, par conséquent, le développement de l'Encéphalite ; et c'est encore là une des causes de la faible mortalité comparative qui s'est fait remarquer dans mon service.

En présence de tels résultats, je n'ai pu résister au désir de communiquer mes observations et mes idées aux hommes qui font de la médecine leur étude spéciale ; j'attends leur jugement, et je compte sur leur impartialité.

Nancy, imprimerie de Raybois et Cie.

# APPENDICE.

---

Ainsi que je l'ai dit dans ma préface, je n'extrairai des auteurs qui ont écrit sur la Méningite depuis la publication du travail qu'on vient de lire, que les faits qui diffèrent de ceux dont je n'aurais pas déjà parlé moi-même.

*Historique.* MM. G. Tourdes et C. Broussais, dans les ouvrages déjà cités, ont traité d'une manière très-étendue l'histoire des épidémies de Méningites cérébro-spinales; ce serait nous entraîner au delà des bornes que nous nous sommes imposées que de rapporter ce qu'en ont dit ces auteurs; on le lira avec un grand intérêt dans leurs ouvrages. J'indiquerai seulement, d'après M. Broussais, la marche épidémique de la Méningite dans ces derniers temps, en rétablissant l'ordre chronologique.

En 1837, la Méningite apparaît à Bayonne, à Narbonne, Foix, Dax, Bordeaux et La Rochelle; en 1838, à Toulon; en 1839, à Versailles, Nîmes, Avignon et Metz; en 1840, à Laval, au Mans, à Château-Gonthier, Caen, Montbrison, Perpignan, Strasbourg, Rambouillet et Poitiers; en 1841, à Nancy,

Blois, Joigny, Cherbourg, Aigues-Mortes et Ancenis ; en 1842, à Nantes, à Colmar et à Lyon.

Ce qu'il y a de singulier dans le développement des épidémies de Méningites, c'est qu'un grand intervalle sépare souvent l'apparition des premiers cas de maladie de ceux qui les suivent. Souvent aussi l'épidémie semble avoir disparu depuis plusieurs mois quand, tout à coup, de nouveaux malades se présentent. Ainsi, à Bayonne, l'épidémie a reparu en 1838, 39, 40 et 41 ; à Bordeaux, en 1839; à Versailles, on l'observa successivement en 1839, 40, 41 et 42; enfin, à Avignon, il y a eu deux épidémies bien marquées : la première, dans l'hiver de 1839 à 1840, et la deuxième, de 1840 à 1841.

Presque partout ce sont les militaires qui sont particulièrement atteints de la Méningite épidémique. A Dax, à Avignon, à Strasbourg, à Rambouillet, à Nancy, à Aigues-Mortes, la population civile est plus ou moins frappée, soit isolément, soit concurremment avec les militaires.

*Etiologie.* MM. Forget et Tourdes se sont beaucoup occupés de cette partie de l'histoire de la Méningite ; mais les résultats qu'ils ont obtenus sont presque négatifs, tant il est difficile de se procurer des renseignements auprès des malades ou de ceux qui les entourent; du reste, tout ce que j'ai dit, par rapport aux militaires, se trouve confirmé par les observateurs dont les travaux nous sont connus.

Quand l'épidémie a sévi sur la population civile,

c'est, par rapport à l'âge, de 15 à 50 ans que la maladie a été le plus souvent observée (Forget, Tourdes. Schilizzi).

Par rapport aux sexes, les femmes ont été un peu plus ménagées que les hommes, mais dans une faible proportion.

Comme pour les militaires, ce sont les constitutions fortes et vigoureuses qui sont le plus généralement frappées.

Par rapport aux professions, sur 40 cas relevés par M. Forget, on trouve dix servantes; les autres appartiennent à diverses professions, dont aucune n'a donné plus de trois malades. Ceci vient confirmer ce que j'ai dit, page 88 de ce travail, sur les exercices musculaires violents et répétés, comme cause principale du développement de la Méningite. Quelle profession, en effet, est plus exposée à des fatigues violentes et répétées que celle des servantes? Qui ne sait que rien n'est réglé d'une manière absolue dans le travail de ces femmes : très-occupées à certaines heures de la journée, où leur ouvrage doit être fait avec rapidité ; dans d'autres instants elles n'ont presque rien à faire. Ne voit-on pas, dans toutes ces circonstances, des causes de refroidissement succédant à la fatigue? J'aurais voulu savoir si dans le nombre des servantes frappées par la Méningite ne se trouvaient pas plus de filles nouvellement au service que d'anciennes domestiques; je présume qu'il en a dû être ainsi.

Quelques médecins ont admis, comme cause déterminante, l'infection miasmatique ; mais c'est le plus petit nombre ; M. Broussais, pages 51 et 52 de son travail, après avoir discuté les différentes opinions émises à cet égard, partage tout à fait les idées que j'ai développées plus haut (V. p. 86 et 90).

Des recherches faites avec soin par tous les observateurs, mais surtout par M. Tourdes, il résulte que les variations atmosphériques n'ont exercé aucune influence bien marquée sur le développement de la maladie qui nous occupe. On peut en dire autant des saisons.

M. Tourdes dit que la constitution médicale n'a rien présenté de particulier, et que, pendant l'épidémie de Strasbourg, les maladies, autres que la Méningite, n'ont présenté aucune tendance à la prédominance des affections cérébrales. Cette observation est en contradiction avec celle que j'avais faite à Nancy, et que j'ai oublié de signaler dans mon mémoire. En effet, en 1841, pendant l'épidémie de Méningite qui a régné dans cette ville, une foule de maladies se sont compliquées de céphalalgies insolites et d'une nature particulière, et 25 cas de Gastro-céphalite ont été constatés. Ce chiffre est de beaucoup supérieur à celui que j'ai observé dans les années précédentes et dans celle qui a suivi.

Aucun fait de contagion n'a été signalé.

*Symptomatologie.* L'existence des prodromes, tels que je les ai décrits, page 91, à la première période, a été constatée par plusieurs médecins militaires et par MM. Tourdes et Forget, dans un grand nombre de cas ; ces prodromes, il est vrai, n'ont souvent précédé que de quelques heures, mais assez souvent aussi d'un jour ou deux, le développement complet de la Méningite; il est donc très-important de bien étudier la nature de ces prodromes, afin de prendre sur-le-champ, comme le dit Stoll, la maladie à la gorge, en se gardant bien de prendre ou le pied ou la main au lieu de la gorge. Je l'ai déjà dit, et je ne saurais trop le répéter, je pense qu'on peut faire avorter une grande partie des Méningites en les traitant convenablement dès le début ; c'est là le secret de mes succès chez les malades de ma première catégorie. C'est ainsi qu'ont agi avec un grand avantage nos confrères, MM. Bain, Jourdain, Delmas, Durand, Martin, Pingrenon, etc.

L'ensemble des symptômes n'a pas été le même dans toutes les localités. L'intensité de ces mêmes symptômes a aussi beaucoup varié ; de là un aspect différent de la maladie ; de là les formes *délirante*, *convulsive*, *tétanique*, *apoplectique*, *paralytique*, *typhoïde*, etc., dénominations adoptées par plusieurs auteurs et qui ne dénotent, en réalité, que des lésions plus ou moins étendues, ou bornées à tel ou tel point des méninges ou de l'encéphale, ou bien encore certaines complications. Ces formes, qui d'ailleurs se reconnaissent facilement et ne traduisent que les caractères différentiels d'une même maladie, n'ont rien d'absolument constant, et peuvent se succéder chez le même sujet à des époques très-rapprochées. Qu'on relise ce que j'ai déjà écrit, et l'on verra que tel malade qui, à une certaine époque, avait le délire ou des convulsions, a présenté, quelques heures après, l'état apoplectique ou paralytique.

Toutefois, de toutes les observations publiées, il résulte qu'on doit admettre, par rapport à la gravité de la Méningite, plusieurs états intermédiaires entre les cas que j'ai observés. Ma première catégorie reste intacte; mais on peut ranger dans la seconde beaucoup de cas moins graves que ceux que j'ai rapportés. C'est ainsi qu'à Strasbourg, et à Avignon pendant la deuxième épidémie, un grand nombre de malades, atteints d'Encephalo-méningite, avaient conservé l'intégrité de leurs facultés intellectuelles en arrivant à l'hôpital; la déglutition pouvait s'opérer, la sensibilité n'était pas abolie, quelquefois même elle était exagérée. Dans les cas que j'ai observés, c'est le contraire qui avait lieu.

A Nancy, à Versailles, à Metz, le cerveau participait avec la moelle à l'affection primitive de la pie-mère; à Strasbourg et à Avignon, c'était plus spécialement la moelle; de là la différence de symptômes, de marche et durée de la maladie; de là aussi la différence de tentatives dans le traitement.

A Aigues-Mortes, l'épidémie offre un caractère tout particulier: dans beaucoup de cas, on observe des hydrocéphales aiguës; ici l'affection de la pie-mère se lie à celle de l'arachnoïde. Aussi, M. le professeur Lallemand, de Montpellier, dont M. Schilizzi avait sollicité la présence à Aigues-Mortes, a-t-il, « après examen des malades et des lésions anatomiques, reconnu dans l'épi» démie régnante, *une affection de l'arachnoïde cérébro» spinale* » (Page 70 de l'ouvrage de M. Schilizzi).

Dans d'autres localités, à Strasbourg surtout, on a bien reconnu quelquefois des lésions de l'arachnoïde, et on a trouvé de la sérosité dans les ventricules; mais toujours la pie-mère avait été le siége de la lésion primitive ; l'hydrocéphale était l'exception ; à Aigues-Mortes, c'était presque la règle. Aussi rencontre-t-on souvent dans le mémoire de M. Schilizzi la dénomination de *Méningite séreuse.* La situation toute particulière d'Aigues-Mortes au milieu des marais, ne doit pas avoir été sans influence sur les caractères particuliers de l'épidémie qui nous occupe. Il me semble que toutes les sécrétions séreuses doivent être plus abondantes chez les habitants de cette localité que chez ceux d'un pays sec et élevé.

MM. Durand, à Nîmes; Gassaud, à Bordeaux, et Léonard, à Toulon, ont cru voir dans la maladie qui nous occupe, une fièvre intermittente pernicieuse ; mais rien dans leurs observations ne confirme leur opinion ; les nécropsies viennent toujours confirmer l'existence de la Méningite, ainsi que le fait remarquer M. Broussais.

A ces quelques exceptions près, tous les observateurs

sont unanimes sur la nature et les symptômes de la Méningo-encéphalite épidémique. Cette circonstance est même remarquable, en ce que presque tous les travaux connus ont été entrepris simultanément et par des hommes qui n'avaient aucun rapport entre eux.

Dans beaucoup de localités il a existé des complications que je n'ai pas eu l'occasion d'observer à Nancy. A Strasbourg, par exemple, un *herpes labialis* s'est développé dans presque tous les cas, du troisième au septième jour. On se rappelle qu'à Versailles, un érythème pourpré accompagnait souvent le développement de la Méningite. J'ai observé une seule fois cette dernière éruption, et ce n'était pas chez un militaire. Ces éruptions n'ont du reste aucune valeur pour le pronostic.

Partout on a observé, comme je l'ai fait moi-même, une tendance remarquable aux inflammations des voies digestives à une certaine époque de la Méningite. Ces inflammations deviennent souvent assez graves par elles-mêmes pour entraîner la mort.

*Diagnostic.* La fièvre typhoïde, avec laquelle on a prétendu qu'on pouvait confondre la Méningite, s'en distingue par des caractères si tranchés, et la nature du sang est d'ailleurs si différente dans les deux maladies, qu'il est difficile qu'on reste longtemps dans l'erreur à cet égard.

La fièvre intermittente pernicieuse ne peut pas être non plus confondue pendant longtemps avec la Méningite ; il est rare que les malades succombent pendant le premier accès, et l'apparition du second fait reconnaître la différence qui existe entre les deux maladies. Dans le début d'une Méningite, on observe des réactions périodiques, ainsi que je l'ai déjà indiqué, mais jamais de véritables accès intermittents ; quand ceux-ci apparaissent, ce qui arrive rarement, c'est à une époque déjà avancée de la maladie (Voyez les XIe et XVe observations, page 45 et 75).

*Pronostic.* Dans toutes les localités le pronostic de la Méningite a été des plus graves. A Avignon, cette gravité arrache à M. Chauffard des accents de désespoir qui font honneur à sa philanthrophie; on aime à voir un médecin, au milieu d'une grave épidémie, se préoccuper à ce point de ses malades; on a l'espoir que de ces méditations profondes surgiront quelques moyens héroïques qui triompheront de la maladie.

Voici, par rapport au pronostic, un tableau, extrait du travail de M. Broussais, qui donnera une idée assez exacte de la gravité de la Méningite.

| | | | | |
|---|---|---|---|---|
| Nancy | 8 morts sur | 28 malades, | 1 mort sur | 3,50. |
| Le Mans | 3 | 9 | 1 | 3,00. |
| Ancenis | 4 | 12 | 1 | 3,00. |
| Montbrison | 16 | 47 | 1 | 2,93. |
| Caen | 4 | 10 | 1 | 2,50. |
| Poitiers | 8 | 20 | 1 | 2,50. |
| *A reporter.* | 43 | 126 | | |

| | | | | |
|---|---|---|---|---|
| *Report.* | 43 | 126 | | |
| Versailles 1837-42 | 111 | 227 | 1 | 2,04. |
| Metz | 22 | 40 | 1 | 1,81. |
| Perpignan | 28 | 50 | 1 | 1,78. |
| Strasbourg, hôp. mil. | 108 | 184 | 1 | 1,70. |
| id. habitants | 90 | 150 | 1 | 1,66. |
| Laval | 44 | 69 | | 1,56. |
| Colmar | 5 | 7 | 1 | 1,40. |
| Bayonne | 21 | 28 | 1 | 1,33. |
| Aigues-Mortes | 120 | 160 | 1 | 1,33. |
| TOTAUX. | 592 | 1041 | 1 | 1,76. |

On voit qu'il meurt plus de la moitié des malades ; c'est le même résultat que pour le choléra.

*Lésions anatomiques*. A l'exception des cas où l'hydrocéphale et l'hydrorachis ont été observées, les mêmes lésions anatomiques ont été constatées par tous les médecins.

Le sang a généralement présenté l'aspect que nous lui avons indiqué. M. Tourdes, aidé de MM. Langlois et Verdier, ayant analysé le sang de plusieurs saignées, d'après les procédés de MM. Andral et Gavarret, a trouvé ce sang plus riche en fibrine que le sang normal ; il a aussi présenté une augmentation notable dans le nombre des globules (Tourdes, ouvr. cité, p. 160).

M. Andral, page 93 de son Essai d'hématologie pathologique, signale aussi l'augmentation de fibrine dans un cas de Méningite cérébro-spinale.

M. Broussais pense que les lésions anatomiques que j'ai rencontrées ne justifient pas suffisamment la classification que j'ai adoptée. On peut lire les considérations qui se trouvent aux pages 5, 6 et 7 de ce travail, et l'on verra que c'est sur les lésions fonctionnelles et non sur les lésions anatomiques que j'ai fondé cette classification. Je suppose qu'un individu ait succombé à une Encephalo-méningite, dans la période congestionnelle ; il aura présenté pendant la vie tous les symptômes des lésions fonctionnelles de l'encéphale, et cependant, aprés la mort, on n'aura trouvé que ce que j'ai trouvé en effet dans plusieurs cas, du pus sur la pie-mère et une simple congestion du cerveau et de la moelle, congestion qui aura en grande partie disparu et dont on ne retrouvera que des traces à l'époque où l'autopsie aura été pratiquée.

M. Gasté avait établi une échelle graduée d'après laquelle toutes les formes de la Méningite étaient indiquées, depuis le simple étourdissement jusqu'à l'apoplexie foudroyante ; certainement cette classification était rationnelle ; mais M. Broussais lui-même la repousse, comme introduisant, par trop de détails, une sorte de confusion dans le langage ; c'est qu'en effet, les classifications doivent être simples pour être intelligibles ; voilà pourquoi je n'ai voulu adopter que deux catégories bien tranchées dans lesquelles on pourra toujours faire entrer autant de sections que l'on voudra.

Je n'insiste pas davantage, j'espère que ces seules réflexions réfuteront suffisamment la critique de M. Broussais, critique bienveillante du reste, comme tout ce que ce savant professeur a dit de mon mémoire, et je saisis avec empressement l'occasion de l'en remercier.

*Traitement prophylactique.* Les médecins qui croient à un empoisonnement miasmatique recommandent d'isoler les malades, de prévenir les encombrements, etc. Selon moi, ces précautions, toujours bonnes, n'auraient d'autre avantage, pour le cas particulier, que de prévenir le développement d'accidents typhoïdes qui viendraient compliquer la maladie qui nous occupe; c'est sous ce rapport seulement que je me range à leur avis.

D'aprés l'idée que je me fais de la véritable cause du développement de la Méningite, je pense que le meilleur moyen de prévenir la multiplication des victimes serait, dés qu'un cas de cette affection se montre dans une localité, de modérer tous les exercices corporels, de proscrire ou de modérer tout travail qui exige un trop grand développement de forces musculaires, ainsi que les marches forcées, les courses, etc.

Pour les militaires, les grandes manœuvres devraient être suspendues; on ferait faire une courte promenade matin et soir; on éviterait autant que possible l'insolation,et on proscrirait les exercices gymnastiques.

Les temps d'arrêts pendant les marches un peu longues ou pendant la chaleur ou les temps orageux, dans des lieux non abrités des vents, ont pour résultat de produire le refroïdissement des hommes en sueur et de provoquer des congestions sanguines et des inflammations très-graves; c'est aussi une des causes les plus fréquentes du développement de la Méningite.

Pour les jeunes recrues, on sait combien tous les exercices militaires les fatiguent : l'attention qu'ils prêtent au commandement suffit à elle seule pour les mettre en nage; mais si on les force à emboîter le pas, et à marcher ainsi pendant quelque temps, on voit la sueur ruisseler sur leur corps. Empaquetés dans des vêtements faits avec soin, mais dont ils n'ont pas l'habitude, exercés à des mouvements insolites, tout les fatigue et produit chez eux des congestions cérébrales, alors que, chez un vieux soldat qui en a l'habitude, ces mouvements s'exécutent avec aisance et sans accident; voilà pourquoi les jeunes soldats sont plus que les anciens frappés par la Méningite, comme par beaucoup d'autres maladies. C'est donc avec eux qu'il faudrait surtout prendre de grandes précautions pour ne pas provoquer les fatigues dont je viens de parler.

*Traitement curatif.* Tous les médecins sont d'accord sur la nécessité de commencer ce traitement le plus tôt possible; ceux qui ont pratiqué une saignée générale aussitôt après l'apparition des prodromes ont, comme je l'ai déjà dit, fait avorter la Méningite.

Pendant l'épidémie de Nancy, j'avais proposé qu'un sous-officier par bataillon restât de planton à la caserne pour surveiller les hommes et pour envoyer chercher l'un des officiers de santé du corps, aussitôt qu'un soldat se plaindrait de mal de tête. Ces précautions seraient toujours bonnes à prendre en cas d'épidémie.

Quant à la suite de ce traitement, sauf la cautérisation que j'y ai introduite, à peu près tous les médecins ont eu recours, comme moi, aux émissions sanguines, aux révulsifs, etc., mais avec beaucoup moins de hardiesse, et j'ai prouvé qu'il fallait être presque téméraire.

Les purgatifs administrés en lavement ont en général présenté des avantages.

Le calomel a été généralement rejeté; les anti-spasmodiques ont été admis par les uns et rejetés par les autres; pour moi, ils me paraissent utiles.

M. Martin et, je crois, M. Gasté ont pratiqué l'ustion du cuir chevelu, après l'avoir préalablement rasé, au moyen de l'essence de térébenthine, et ont ensuite appliqué un large vésicatoire sur la tête; mais ce moyen, outre qu'il est plus douloureux que la cautérisation du rachis, présente de graves inconvénients : c'est qu'il surexcite les malades, et qu'il fait un appel des fluides vers le cerveau, trop peu séparé de la partie en combustion. La cautérisation du rachis, au contraire, appelle les fluides d'abord vers la peau, puis dans l'énorme masse musculaire et dans le tissu cellulaire qui se trouvent dans chaque gouttière vertébrale; il n'y a donc pas le moindre danger à courir en appliquant ce moyen.

Le sulfate de quinine, employé par ceux qui ont cru à une fièvre intermittente pernicieuse, n'a eu de succès que dans les cas où une véritable fièvre intermittente venait compliquer la Méningite, et ces cas ont été très-rares.

L'onguent napolitain a été employé à haute dose, en frictions, mais sans résultat jusqu'ici bien constaté.

Il est un médicament sur l'emploi duquel je dois insister parce qu'il est exalté d'une manière toute particulière par deux médecins d'une grande valeur scientifique; MM. Chauffart et Forget; toutefois ce dernier médecin n'a employé l'opium qu'à très-petite dose, et il est douteux que les succès qu'il a obtenus soient dus à ce médicament. M. Martin, chirurgien major du 15e de ligne, rapporte deux observations de Méningite avec opisthotonos traitée sans succès par l'opium, à la dose de cinq centigrammes, de quatre en quatre heures. Mais M. Chauffart ayant administré ce médicament à haute dose, je crois devoir rapporter ici deux de ses observations pour bien faire comprendre dans quels cas l'opium peut être administré avec succès.

## XVIᵉ OBSERVATION (*Extraite du mémoire de M. Chauffart*).

Une des infirmières, âgée de trente ans et très-robuste, se prend de fréquence au pouls, d'oppression, de terreur, d'injection des yeux, de céphalalgie atroce, et qui lui arrache des larmes de douleurs, dans la nuque et le dos, avec rétraction de ces parties. Elle crie par moments ; elle ne peut presque pas avaler, elle se crispe si on la touche, tellement la sensibilité de la peau est excitée. Je n'hésite pas, et au lieu de prescrire comme naguère, d'inutiles saignées, moi qui les ai vues depuis tant d'années si puissantes, si héroïques, qui les ai pratiquées avec un rare bonheur et plusieurs fois dans les vingt-quatre heures, je me décide sur-le-champ pour une potion avec cinq décigrammes d'extrait d'opium. Le soir, la figure est moins grippée, la moiteur abonde; la malade, qui laisse à peine tomber quelques mots, qui a la voix cassée, est moins poursuivie de sinistres pressentiments; elle ne dort pas : autre potion avec vingt-cinq centigrammes de ce médicament, achevée à quatre heures du matin. A neuf, elle remuait sans trop en souffrir, le tronc et la nuque, qui, la veille, étaient si raides, si durs, si immobiles ; elle avalait par gorgées et sans autant de spasmes; elle se lamentait moins de la tête. L'opium ne l'ayant point assoupie, quoiqu'elle en eût pris quinze grains ou soixante et quinze centigrammes en seize heures, fut continué; les jours d'aprés, à la dose de deux, puis d'un décigramme. Le cou reprit sa souplesse assez tôt, les yeux dérougirent, le nez se détuméfia et ses ailes se rapprochèrent, mais la voix resta cassée et la figure avec une grande et douloureuse expression d'abattement pendant une quinzaine de jours. Le onzième, angoisses et crampes d'estomac qui se dissipèrent par des frictions avec l'eau distillée de laurier-cerise, par des cataplasmes de farine de graine de lin, des pédiluves avec de la moutarde et deux juleps avec la teinture de musc.

## XVIIe OBSERVATION (*Extraite du même ouvrage*).

On amena une fille de douze ans qu'on avait vainement traitée depuis huit jours par la saignée et les sangsues, elle se mourait; déjà profondément amaigrie, ses talons touchaient aux fesses, sa tête, renversée en arrière, se trouvait sur la même ligne que les talons, et sa colonne épinière se tordait en arc de cercle. Les yeux demi-fermés, cette enfant criait au moindre attouchement ou si on s'appuyait sur son lit; elle criait encore constamment sans cela, se désolant à appeler sa mère. Puis interrogée, elle répondait avec ennui : *Ah ! de ma tête, ah ! de mes reins*, tirant la langue, ne déraisonnant pas d'ailleurs, faisant effort pour vous regarder, et souvent le chef pendant hors du lit, de telle sorte qu'elle paraissait près de tomber. L'opium fut le seul remède auquel j'eus recours; elle en prenait deux, trois ou quatre décigrammes dans les vingt-quatre heures : on la nourrissait avec du bouillon froid et de l'eau d'orge sucrée; elle n'aimait pas le lait. Deux ou trois vésicatoires furent appliqués et maintenus suppurants sur la région rachidienne. Plusieurs fois, cette malade parut tomber en agonie, s'affaissant, le pouls filiforme, les yeux éteints, respirant à peine; l'opium la relevait un peu: elle en consomma pendant trois semaines, et guérit.

On ne peut s'empêcher de reconnaître, dans ces deux observations, une forme de Méningite évidemment différente de celles que j'ai rapportées. Il me semble que si l'opium a été administré avec succès, c'est qu'on avait à combattre plutôt des phénomènes tétaniques que des symptômes inflammatoires.

La constitution médicale a-t-elle, à Avignon, été pour quelque chose dans les succès obtenus par l'opium, c'est ce qu'il est raisonnable d'admettre. Quoi qu'il en soit, les faits observés par M. Chauffart méritent d'être pris en sérieuse considération, et, dans les circonstances où ce praticien distingué s'est trouvé, je n'hésiterais pas à administrer l'opium ; mais, qu'on ne s'y trompe pas, ce médicament ne saurait réussir dans tous les cas ; jamais il ne saurait prévenir la suppuration des méninges, ni le ramolissement des centres nerveux; la cautérisation du rachis telle que je l'ai pratiquée, aurait seule cet avantage, seule aussi elle procure des guérisons plus rapides; mais comme médication adjuvante, ou dans des cas de Méningite avec simple névrose de la moelle, l'opium me semble devoir être d'un très-grand secours, c'est au temps et à l'observation à prononcer.

Le médicament que j'ai le plus utilement associé à l'opium, dit M. Chauffard, a été le sulfate de quinine. Souvent cette combinaison était motivée sur des tendances paroxistiques de la maladie, quelquefois en dehors de ces tendances, par le seul fait du manque de réaction, de l'insuffisance de la chaleur vitale, de la petitesse et de l'abaissement du pouls, de la décoloration de la peau, de l'asphyxie par défaut de ton.

## RÉSUMÉ.

Nous pourrions résumer tout ce qui a rapport à la Méningite et à l'Encéphalo-méningite épidémiques, dans les dix propositions suivantes :

I. La Méningite reconnaît pour cause, outre une influence épidémique inconnue, les fatigues musculaires répétées, surtout chez les individus de quinze à vingt-cinq ans, fortement constitués, qui n'en ont pas l'habitude, et le refroidissement qui succède à ces fatigues.

II. La Méningite débute par une congestion sanguine de la pie-mère cérébro-rachidienne, laquelle se propage tantôt à l'arachnoïde, ce qui est rare, tantôt au cerveau, au cervelet et à la moelle, ou seulement à l'une de ces trois parties de l'encéphale : de là, céphalalgie, frissons, vomissements, douleurs cervicales.

III. A cette congestion qui, à elle seule, peut produire des symptômes apoplectiques et entraîner rapidement la mort, succède, soit une simple irritation des méninges ; de là le délire ; soit une irritation des méninges et des centres nerveux : delà le délire alternant avec les mouvements convulsifs, tétaniques, le coma, la résolution des membres, la perte de sensibilité et l'abolition plus ou moins complète des sens.

IV. Enfin, à cette irritation succèdent, l'inflammation et la suppuration de la pie-mère, l'inflammation ou le ramollissement du cerveau, du cervelet et de la moelle, ou de l'une de ces trois parties de l'encéphale : de là, les symptômes connus de ces lésions organiques.

V. Tous ces phénomènes peuvent se succéder d'une manière si rapide, que bien souvent leur apparition semble simultanée. D'autres fois, au contraire, leur succession a lieu assez lentement, et alors on peut faire avorter la maladie.

VI. Le traitement prophylactique consiste, en temps d'épidémie, à modérer les exercices corporels.

VII. Le traitement curatif diffère selon le degré d'intensité de la maladie : quand il n'existe encore qu'une simple congestion ou qu'une irritation légère, sans symptômes apoplectiques, les saignées générales et locales,

les révulsifs légers, l'application du froid sur la tête, suffisent presque toujours pour triompher de la maladie.

VII. Aux symptômes purement nerveux ou tétaniques on peut opposer les anti-spasmodiques ou l'opium à haute dose ; ces médications peuvent être employées concurremment avec celles qui précèdent et les suivantes.

IX. Quand il existe des symptômes apoplectiques, à quelque degré que soit arrivée la maladie, quand il y a perte de connaissance, abolition même incomplète de la sensibilité, coma, résolution des membres, selles involontaires, il faut avoir recours d'abord à la saignée générale, si elle est praticable, et toujours à la cautérisation du rachis, dont l'effet primitif est de rappeler la sensibilité et la circulation vers la périphérie, et dont l'effet secondaire consiste à prévenir l'inflammation, la supuration ou le ramollissement des centres nerveux au moyen de l'abondante supuration qui s'établit sur les points cautérisés. On aura simultanément recours aux révulsifs puissants sur les membres et sur la dernière partie du canal intestinal ; après quoi on combattra toutes les réactions à mesure qu'elles se présenteront, soit par des saignées générales d'abord, soit par des applications de sangsues en permanence, au front, aux tempes, sous les apophyses mastoïdes, à la nuque, etc., selon le siége de la douleur, en même temps qu'on entretiendra les pieds chauds au moyen de cruchons remplis d'eau bouillante, et la tête froide, au moyen d'une vessie contenant du son et des fragments de glace. La diète, les boissons rafraîchissantes, le repos absolu et la diminution de l'intensité de la lumière viendront compléter ce traitement.

X. Il faut aussi prévenir les irritations gastro-intestinales qui ont une grande tendance à se manifester au commencement de la convalescence ; combattre, au moyen de sulfate de quinine, les accès intermittents qui surviennent quelquefois aussi au début de cette convalescence. Pendant cette dernière partie de la maladie, tenir les malades à un régime sévère, à un repos physique et moral presque absolu et ne permettre que progressivement des promenades au milieu d'un air pur.

Les affections qui viendraient compliquer la Méningite devront être combattues comme si elles existaient isolément et par des moyens connus de tous les praticiens; je n'en fais donc pas l'objet de propositions spéciales.

FIN.

# TABLE DES MATIÈRES.

FIN DE LA TABLE.

www.ingramcontent.com/pod-product-compliance
Ingram Content Group UK Ltd.
Pitfield, Milton Keynes, MK11 3LW, UK
UKHW031852260826
14628UKWH00002B/724

9 782014 109566